社区卫生服务技术规范丛书

社区中老年人健康管理

（试　用）

主　　编　陈博文　曾学军

编写人员　（按姓氏笔画排序）

丁小燕　王　玉　王　仲　杜雪平

方卫纲　巫云辉　肖　峰　陈嘉林

黄晓明

北京大学医学出版社

图书在版编目（CIP）数据

社区中老年人健康管理（试用）/陈博文，曾学军主编．—北京：北京大学医学出版社，2008.3

（社区卫生服务技术规范丛书）

ISBN 978-7-81116-448-0

Ⅰ．社… Ⅱ．①陈…②曾… Ⅲ．①中年人—保健②老年人—保健 Ⅳ．R161

中国版本图书馆 CIP 数据核字（2008）第 002977 号

社区中老年人健康管理（试用）

主　　编：陈博文　曾学军

出版发行：北京大学医学出版社（电话：010-82802230）

地　　址：（100083）北京市海淀区学院路 38 号 北京大学医学部院内

网　　址：http：//www. pumpress. com. cn

E - mail：booksale@bjmu. edu. cn

印　　刷：北京瑞达方舟印务有限公司

经　　销：新华书店

责任编辑：邱　阳　　**责任校对：**金彤文　　**责任印制：**郭桂兰

开　　本：850mm×1168mm　1/32　**印张：**3.5　**插页：**1　**字数：**53 千字

版　　次：2008 年 3 月第 1 版　2008 年 3 月第 1 次印刷

书　　号：ISBN 978-7-81116-448-0

定　　价：9.30 元

序

党中央、国务院高度重视城市社区卫生工作，并将发展社区卫生服务作为深化城市医疗卫生体制改革和有效解决群众看病难、看病贵等问题的重要举措，作为构建新型城市卫生服务体系的基础。2006 年 2 月，《国务院关于发展城市社区卫生服务的指导意见》（国发〔2006〕10 号）（以下简称《指导意见》）提出，到 2010 年，全国地级以上城市和有条件的县级市要建立比较完善的社区卫生服务体系，社区卫生服务机构设置合理，服务功能健全，人员素质较高，运行机制科学，监督管理规范，居民可以在社区享受到疾病预防等公共卫生服务和一般常见病、多发病的基本医疗服务。《指导意见》还明确要求健全社区卫生服务技术操作规程和工作制度。

近年来，在各级政府和各有关部门的共同努力下，城市社区卫生工作取得了积极的进展。目前，全国已建成社区卫生服务中心 5000 多个、社区卫生服务站近 18000 个，从事社区卫生工作的卫生技术人员达 26 万人。社区卫生服务功能不断完善，服务水平不断提高，并因其便捷、经济的特点受到群众的普遍欢迎。研究制订符合我国国情的社区卫生服务技术规范，对于规范社区卫生服务机构及其医务人员的专业技术行为，提高服务能力，保证服务质量，为居民提供安全、有效、便捷、经济的公共卫生和基本医疗服务具有重要意义。

为贯彻落实《指导意见》，我司委托中国社区卫生协会组织相关领域专家，以科学、有效、可行为原则，开展社区卫生服务技术规范的研究制订工作。现在已经完成了第一批技术规范的研制工作，并在东、中、西部遴选了十个城市进行试用，期待在实践应用中加以修改和完善。

现将第一批社区卫生服务技术规范丛书（试用）出版发行，供各地在工作中使用。随着社区卫生服务的发展，其他相关技术规范也将陆续推出。希望各地加强社区卫生服务技术规范（试用）的推广应用，加强内涵建设，促进社区卫生服务事业的健康、可持续发展。

卫生部妇幼保健与社区卫生司

2008 年 1 月 4 日

前　言

社区卫生服务是城市卫生工作的重要组成部分，是实现人人享有基本医疗卫生服务的基础环节。我国的社区卫生服务经过了十年的发展，随着相关政策的逐步落实，社区卫生服务网络逐步健全。截至2007年4月，全国已设置2万多家社区卫生服务机构，在落实公共卫生任务和开展常见病、多发病的防治方面发挥着越来越重要的作用。

受卫生部妇幼保健与社区卫生司委托，中国社区卫生协会组织有关方面专家，在总结国内外成功经验和研究成果的基础上，按照连续性、综合性、可及性、主动性等全科医学理念，开展了社区卫生服务技术规范的研究制订工作，希望通过3～5年的努力，健全社区卫生服务技术体系。目前已经开展了一系列社区卫生服务技术规范的研制工作，包括《社区卫生诊断技术手册》、《社区居民健康档案》、《社区0～36个月儿童健康管理》、《社区孕产妇健康管理》、《社区中老年人健康管理》、《社区高血压病例管理》、《社区2型糖尿病病例管理》、《社区结核病病例管理》等。每项技术规范均经过相关专家、卫生行政部门人员、社区卫生服务机构管理人员和全科医生、社区护士等多次论证，并在一些地方进行了试用，在此基础上作了进一步的修改和完善。

社区卫生服务技术规范（试用）具有以下特点：

1. 强调在医疗卫生服务过程中，全科医生和专科医生的任务各有侧重，职责不同。全科医生负责在社区进行疾病筛查、重点人群和患者的健康管理；专科医生负责疾病诊断、治疗方案制订以及疑难杂症和危急重症的诊治。全科医生和专科医生之间形成双向转诊的合作关系。

2. 对社区居民，强调预防为主，防止疾病危险因素的发生。对已有危险因素的居民，通过进行健康教育和行为干预，督促其改变不良生活行为。做好疾病筛查工作，及时转诊确诊，做到疾病的早发现、早诊断、早治疗。

3. 对社区现患病人，强调防治结合，提高疾病管理效力，降低管理成本。通过对患者在社区的一对一连续综合的个案管理，建立有效的随访制度，密切医患关系，提高治疗依从性，进而增强健康干预效果，提高疾病控制率，切实改善患者健康状况，同时也有利于控制医疗费用。

4. 强调科学性、有效性和可行性并重。

希望社区卫生服务技术规范的推广使用，有助于加快提高社区卫生服务人员的基本技术能力和服务能力，规范卫生技术人员的服务行为，提高社区卫生服务质量，切实让居民享受到安全、有效、便捷、经济的公共卫生服务和基本医疗服务。

本次研究制订社区卫生服务技术规范，为我国社区卫生发展中的首次尝试。受水平所限，书中难免有不足甚至错误之处，恳请各位同仁提出宝贵意见，以便我们再版时改正，并在研制其他技术规范时借鉴。

《社区卫生服务技术规范丛书（试用）》编委会

2008 年 1 月 4 日

社区卫生服务技术规范丛书（试用）编委会

李新华	卫生部妇幼保健与社区卫生司
杜雪平	北京月坛社区卫生服务中心
杨　哲	科技部社会发展司
杨文秀	天津市医学科技信息研究所
邵瑞太	世界卫生组织慢性非传染性疾病预防与控制部
陈旭利	卫生部科技教育司
陈博文	首都儿科研究所
周　巍	卫生部妇幼保健与社区卫生司
武阳丰	北京大学医学部
金生国	卫生部妇幼保健与社区卫生司
秦　耕	卫生部妇幼保健与社区卫生司
曹　彬	卫生部妇幼保健与社区卫生司
梁晓峰	中国疾病预防控制中心
曾学军	北京协和医院
董燕敏	天津市社区卫生协会
端木宏谨	中国防痨协会
滕红红	首都儿科研究所

目　录

社区中老年人健康管理流程图
第一部分　社区中老年人健康管理方法 …………………… 1
　第一章　评估 ………………………………………… 3
　第二章　分类 ………………………………………… 8
　第三章　处理 ……………………………………… 11
第二部分　社区中老年人健康管理适宜技术 ……… 17
　第一章　社区中老年人健康管理适宜技术 ……… 19
　　第一节　体格检查规范 ……………………………… 19
　　第二节　常规检查异常发现的处理 ………………… 25
　　第三节　肿瘤筛查……………………………………… 30
　　第五节　健康教育……………………………………… 36
　　第六节　疾病预防……………………………………… 50
　　第七节　双向转诊……………………………………… 57
　第二章　社区中老年人健康查体工作流程 ……… 59
附件　社区中老年人健康管理记录表 ……………… 63
　表 1　个人一般情况表…………………………………… 63
　表 2　中老年人健康管理年检表………………………… 68
　　表 2.1　健康检查表 …………………………………… 68

表 2.2 妇女健康检查表 …………………………… 70
表 2.3 生活方式及疾病用药情况表 ………………… 71
表 2.4 健康评价表 ………………………………… 73
表 2.5 妇女健康评价表 …………………………… 74
表 2.6 现有疾病管理效果及下次年检目标 ……… 75
表 3 中老年人健康管理随访表……………………… 85
表 4 简易智力状态检查量表（MMSE） …… 87
表 5 老年抑郁量表…………………………………… 89
表 6 如何估测冠心病 10 年患病风险
（Framingham risk score） ……………… 91
参考文献 ……………………………………………… 93

第一部分

社区中老年人健康管理方法

对本社区 45 岁以上的居民，均应在居民知情同意的情况下建议居民加入社区中老年人健康管理，每年定期查体，并按照社区中老年人健康管理流程对居民进行相应处理和提出建议。

第一章 评 估

对于第一次前来社区卫生服务机构并同意加入社区中老年人健康管理的居民，应了解其一般情况、生活方式、既往疾病等，并对居民的健康状况进行包括认知、情感、生活质量等方面的全面评估，注意早期发现疾病并筛查常见肿瘤及心脑血管病和骨质疏松的危险因素。

一、为所有参加管理的居民建档

1. 询问一般资料，填写个人一般情况表（见附件中表1）。

2. 询问妇女情况，填写妇女健康检查表（见附件中表2.2，每年更新）相关内容，具体参见《社区育龄期及更年期妇女健康管理》。

3. 了解生活方式（吸烟、饮酒、体育锻炼、饮食等），既往确诊疾病及目前用药情况，填写生活方式及疾病用药情况表（见附件中表2.3，每年更新）。

二、对居民进行健康查体，填写中老年人健康管理年检表（附件表2，每年更新）

1. 询问目前症状，重点询问中老年人常见疾病的典型症状：

- “你最近经常感到头痛、头晕吗?”→ 注意警惕高血压病
- “你最近常有心慌、胸口发闷发紧、心前区疼痛吗?”→ 注意警惕冠心病
- “你经常咳嗽、咳痰、行走或上楼感到憋气吗?”→ 注意警惕慢性阻塞性肺疾病（COPD）
- “你最近瘦了吗? 经常感觉口渴、想喝水、尿量增多吗?”→ 注意警惕糖尿病
- “你感到疲乏无力吗?”→ 注意警惕贫血
- “你感到关节疼痛或浑身疼痛吗?”→ 注意警惕骨关节炎和骨质疏松

2. 检查居民一般状况。

● 测体温、脉搏、呼吸、血压，量身高、体重、腰围，计算体质指数（BMI）。

● 粗筛认知功能

> “我现在想检查一下您的记忆力，请您注意听。”
>
> 告诉被检查居民“我将要说三件物品的名称（如铅笔、卡车、书），请您立刻重复，过 1 分钟后再次重复。”
>
> 如被检查居民无法立即重复或 1 分钟后无法完

整回忆三件物品名称为粗筛阳性，需进一步行简易智力状态检查（MMSE，见附件中表 4），如时间紧张，可约患者改日行此项检查。

- 粗筛情感状态
  - “我想了解一下您最近两周左右的心情。”
  - 问被检查居民“你经常感到伤心或抑郁吗?”或“你的情绪怎么样?”
  - 如回答“是”或“我想不是十分好”，为粗筛阳性，需进一步行抑郁量表检查，行老年人抑郁评分（附件中表 5），如时间紧张，可约患者改日行此项检查。
- 指导填写生活质量问卷（SF36，见附件中表 2 的附件），根据问卷计算生活质量评分（用相关软件）。

3. 检查重要脏器功能。

- 用标准视力表测视力，戴眼镜者测矫正视力。
- 粗测听力
  - “下面我们简单检查一下您的听力情况。”
  - 在被检查居民耳旁轻声耳语“你叫什么名字?”，注意不要让居民看到你说话的口型。
- 记录居民是否能听见。

● 简单运动功能检查

➤“请您根据我的指令完成以下动作”：

（1）“两手触后脑部”；

（2）“捡起这支笔”；

（3）“从椅子上站起，行走几步，转身，坐下。”

➤ 记录居民完成动作情况。

4. 基本体格检查。

● 基本体格检查条目见附件中表 2.1，注意在检查中早期发现常见疾病，如高血压、糖尿病、COPD、贫血、肝病、骨关节炎、骨质疏松、某些肿瘤等。

5. 进行如下辅助检查，若本社区卫生服务机构无相应检查条件，建议患者到上级医院检查并记录最近一次检查结果。

● 血常规、尿常规、大便潜血；

● 肝功能（谷丙转氨酶、谷草转氨酶、白蛋白、总胆红素、直接胆红素）、肾功能（血清肌酐、尿素氮、尿酸）；

● 空腹血糖、血脂（总胆固醇、甘油三酯、低密度脂蛋白、高密度脂蛋白）；

● 乙肝表面抗原；

- 心电图；
- 眼底检查；
- 胸片；
- 有高血压、糖尿病、COPD 等慢性疾病者根据相应疾病管理规范填写特殊人群检查内容。

6. 中老年妇女除完成上述健康查体内容外，还需完成乳腺及相关妇科检查内容，填写妇女健康检查表（见附件中表 2.2），具体见《社区育龄期及更年期妇女健康管理》。（附件中表 2.2 抑郁评分部分因本规范已有相关内容，不需填写。）

三、判断是否需急诊转诊

对出现下列情况之一者，须及时转上级医院或急诊处理：

- 心率＞160 次/分或＜40 次/分
- 收缩压≥180mmHg 和/或舒张压≥110mmHg
- 空腹血糖≥16.7mmol/L 或＜2.8mmol/L
- 症状及心电图怀疑急性冠脉综合征
- 其他无法处理的急症

第二章　分　类

本规范重点在于常见慢性疾病及肿瘤的早期发现与早期预防和健康教育，所以我们将参加管理的居民按有无慢性疾病及有无危险因素分为五种情况：

- 既往已经确诊的慢性疾病患者
- 可疑疾病患者
- 可疑抑郁状态
- 存在慢性疾病危险因素
- 评估无异常发现

说明：前四种情况可有交叉，即居民可能同时有前四种情况中的几种（如一居民吸烟，既往明确诊断高血压，此次评估发现有可疑冠心病。）

一、确诊的慢性疾病患者

指既往已经被医生确诊为患有慢性疾病的居民（如高血压、糖尿病、COPD、冠心病、骨关节炎等），包括目前疾病控制良好和控制不佳者。

二、可疑疾病患者

通过对居民的健康评估，有异常发现。

- 可疑慢性疾病患者：有常见慢性疾病的临床症状，如头痛、头晕、心悸、胸闷、咳嗽、呼吸困难、多饮、多尿、体重下降、关节疼痛等和/或查体及辅助检查提示可能患慢性疾病。
- 可疑肿瘤患者：肿瘤筛查有异常发现者。
- 可疑慢性传染性疾病患者：怀疑慢性乙型肝炎、肺结核等。

三、可疑抑郁状态

询问参加管理的居民：

- 你经常感到伤心或抑郁吗？
- 你的情绪怎么样？

如回答“是”或“我想不是十分好”者，提示可能存在抑郁状态。

四、存在慢性疾病危险因素（主要指可干预的因素）

- 吸烟
- 饮酒
- 肥胖
- 不良的饮食习惯（如嗜盐和高热量食物，奶制品摄入量少等）
- 不良生活习惯（如运动少、生活不规律等）

五、评估无异常发现者

指无基础疾病及危险因素，健康查体无异常发现，生活习惯良好的居民。

第三章 处 理

社区卫生服务机构不承担慢性疾病诊断的任务，主要任务为慢性疾病管理和预防教育工作。对于所有加入管理的居民，要告诉居民定期体检，出现不适随时就诊，进行基本的健康教育和疾病预防知识宣传。按照分类结果对不同情况的居民进行不同的处理。对于已经明确诊断慢性疾病者，要根据相应慢性疾病诊疗规范进行管理；对于可能存在疾病但既往无明确诊断者要协助其向上级医院转诊并随访；对于存在危险因素者进行有针对性的健康教育和危险因素干预。具体如下：

一、根据分类结果选择处理方式

1. 确诊的慢性疾病患者

- 对患者进行相应的社区慢性疾病规范管理（见《社区高血压病例管理》、《社区 2 型糖尿病病例管理》等）。
- 同时参照本规范进行健康管理。

2. 健康评估后可疑患者

- 可疑慢性疾病患者
  - 对于有常见典型慢性疾病临床症状者
    - 如症状为新出现且查体无异常发现，可嘱患者密切观察 1 周后复诊。
    - 如症状持续存在，告诉患者由于社区卫生服务机构条件有限，建议并协助患者向上级医院转诊。并在 2 周内与患者的上级医院主管医生联系，了解上级医院就诊及诊断情况。
  - ➢ 若患者已被确诊患慢性疾病，纳入相应社区慢性疾病管理范畴。
  - ➢ 若患者未被确诊，嘱患者每 3 个月随访一次，填写随访表（附件中表 3），密切观察症状变化。
  - 对于常规检查及辅助检查怀疑患慢性疾病者，向上级医院转诊（具体见常规检查异常发现的处理）。并在 2 周内与患者的上级医院主管医生联系，了解就诊及诊断情况，按照上级医生的诊断和治疗意见进行管理。
- 可疑肿瘤患者
  - 肿瘤筛查有异常者，见相应肿瘤筛查流程，转上级医院确诊。排除肿瘤诊断者参照本规范进行健康管理，明确肿瘤诊断者纳入相应的社区慢性疾病管理范畴（规范待制订）。

- 可疑慢性传染性疾病
  - ■ 怀疑慢性乙型肝炎（HBsAg 阳性同时有黄疸和/或肝功能异常），转传染病院确诊。
  - ■ 怀疑肺结核（胸片有可疑活动性结核病灶），转结核病院处理。
  - ■ 确诊慢性传染性疾病患者进行相应规范处理，同时参照本规范进行健康管理。
  - ■ 上级医院排除慢性传染性疾病者，参照本规范进行健康管理。

3. 可疑抑郁状态者

- 行老年人抑郁评分≥15 分，转上级医院内科或神经/心理科处理。
- 行老年人抑郁评分＜15 分，参照本规范进行健康管理，并加强心理健康教育，每 3 个月电话随访，填写随访表（附件中表 3），必要时重复抑郁评分。

4. 存在慢性疾病危险因素的居民

针对具体情况进行健康教育及疾病危险因素干预。

- 吸烟者协助戒烟（见健康教育章节）
- 饮酒者进行健康饮酒教育（见健康教育章节）
- 肥胖者协助减重（见健康教育章节）
- 心血管疾病危险因素干预（见疾病预防章节）
- 骨质疏松危险因素干预（见疾病预防章节）
- 每3个月随访（可以电话随访），填写随访表（附件中表3）

二、对所有参加管理的居民

1. 告诉居民参加健康管理的好处：能定期全面查体，了解健康知识，预防慢性疾病的发生，早期发现慢性疾病等。
2. 建议居民每年年检一次，预约下次年检时间。
3. 如有异常随时就诊。
4. 根据患者的生活方式进行健康教育，提出改进意见和改进目标，在下次年检时评估。
5. 对于有下列高危因素之一的中老年人，推荐并督促其每年进行流感疫苗及肺炎链球菌疫苗的接种。

- 慢性阻塞性肺疾病
- 慢性心功能衰竭
- 慢性肾功能不全

- 糖尿病
- 肿瘤或长期服用激素及免疫抑制剂者*
- 脾切除术后患者
- 居住在敬老院者

** 说明：此类人群属高发人群，但需咨询肿瘤专科医师或免疫专科医师是否进行疫苗接种。*

6. 鼓励居民保持良好的心理状态，促进心理健康。
7. 填写健康评价表（见附件中表 2.4），对有慢性疾病者了解疾病控制情况和下次年检目标（见附件中表 2.5，每年更新）。

第二部分

社区中老年人健康管理适宜技术

第一章　社区中老年人健康管理适宜技术

第一节　体格检查规范

一、一般状况

1. 体温测量：

检查前将体温计汞柱甩到36℃以下。

用腋表测量时，如被检者因消瘦、上肢活动障碍等不能将体温计夹紧，请用口测法测量。

腋测法：将腋窝擦干，把体温计汞柱端放在一侧腋窝中央顶部，用上臂将体温计夹紧，放置10分钟后取出读数。正常值为36～37℃。

口测法：测量前10分钟内禁饮热水和冰水。将消毒过的体温计汞柱端置于舌下，紧闭口唇，用鼻呼吸，放置5分钟后取出并读数，正常值为36.3～37.2℃。

2. 脉搏测量：

检查者将一只手中间三指并拢，指腹平放于桡动脉近手腕处，以适当压力触摸桡动脉搏动，数 30 秒，然后计算出每分钟搏动次数。若脉搏不规则，需至少数 1 分钟。

3. 血压测量：参见《社区高血压病例管理》。

4. 身高测量：

被检者需免冠、脱鞋测量，嘱被检者立正姿势站于身高计平板上，双足跟并拢，枕部、臀部、足跟三点紧靠标尺，双眼平视前方，身高计水平尺紧贴头顶，测量足底至头顶的最大距离，以厘米为单位记录。

5. 体重测量：

检查前将体重计校正到零点。被检者尽量穿单衣测量，自然平稳站立于体重计踏板中央，读数，以公斤（kg）为单位记录。

6. 腰围测量：

被检者站立位，双脚分开与肩同宽，暴露腹部，放松腰带，均匀平静呼吸。检查者取被检者腋中线肋缘下至髂嵴连线中点平面测量。注意测量尺的松紧程度，以测量尺与被检者皮肤之间能插入一指为宜。

7. 体质指数（BMI）：BMI＝体重（千克）/身高^2（米^2）。

8. 老年人认知功能：

粗筛方法：告诉被检查者“我将要说三件物品的名称（如铅笔、卡车、书），请您立刻重复，过 1 分钟后再次重复”。如患者无法立即重复或 1 分钟后无法完整回忆三件物品名称为阳性，需进一步行简易智力状态检查（MMSE）。MMSE（Mini-Mental State Examination）是最具影响力的认知缺陷筛选工具之一，具体见附件中表 4。注意：

（1）要向被检查者本人直接询问，不要让其他人（如家属）干扰检查。

（2）老年人容易灰心放弃，应注意适当鼓励。

9. 老年人情感状态：

粗筛方法：问被检查者两个问题：“你经常感到伤心或抑郁吗?”、“你的情绪怎么样?”，如回答“是”或“我想不是十分好”需进一步行抑郁量表检查。老年人的躯体主诉较多，如食欲下降、睡眠障碍等，在老年阶段属于正常范围，使用一般抑郁量表时可能会因此误诊为抑郁症。故对老年人应使用老年抑郁量表（GDS），具体见附件中表 5。

10. 生活质量评分：

SF36是一个健康相关的生存质量通用测量量表（见附件中表2的附件），由36个问题组成，涉及生理功能、心理功能、社会功能、疼痛、健康总体评价等方面，为被检查者自评量表。

二、体格检查

1. 皮肤、巩膜：请在自然光下观察皮肤、巩膜是否黄染或苍白。

2. 淋巴结：

锁骨上淋巴结：被检者平卧位，暴露颈部和锁骨，检查者左手检查右侧，右手检查左侧，将中间三指并拢，指腹平放于患者锁骨与胸锁乳突肌所形成的夹角处滑动触诊。

腋窝淋巴结：被检者平卧位，检查者右手握患者右手，左手检查右侧腋窝，对侧反之。触诊时按尖群、中央群、胸肌群、肩胛下群和外侧群的顺序进行。

3. 乳腺：

被检者平卧位，将手臂置于枕后，充分暴露双侧乳房。检查者将中间三指并拢，用指腹进行触诊。触诊由外上象限开始，左侧按顺时针方向，右侧按逆时针方向，注意有无肿块和压痛，直至四个象限检查完毕。然后触诊乳头乳晕，每侧乳头以轻柔的力量挤压，注意有无分泌物。

4. 肺部：

肺部听诊时，被检者取卧位或坐位，暴露胸部，要求被检者均匀平静呼吸。听诊顺序由肺尖开始，自上而下，由前胸到侧胸再到背部，两侧对称部位进行比较，注意有无异常呼吸音和啰音。

5. 心脏：

心脏听诊时，被检者平卧位，暴露前胸部，均匀平静呼吸，环境安静。听诊顺序按逆时针方向进行：从心尖部（二尖瓣区）开始，依次为肺动脉瓣区、主动脉瓣区、主动脉瓣第二听诊区、三尖瓣区。听诊内容包括心率、心律和心脏杂音。记录心率：在心尖部听取第一心音，计数 1 分钟。杂音：如听到杂音，需记录杂音部位，是否传导，杂音强度分级（见下表）。

杂音强度分级

级别	响度	听诊特点
1	最轻	很弱，须在安静环境下仔细听诊才能听见
2	轻度	弱，但较易听见
3	中度	较响亮，容易听见，但无震颤
4	响亮	响亮，有震颤
5	很响	很响亮，向四周传导，但听诊器离开胸壁则听不到
6	最响	震耳，听诊器距胸壁一定距离也能听见

6. 腹部：

被检者平卧位，暴露整个腹部，头垫低枕，两手自然置于躯干两侧，两腿屈起并稍分开，平静呼吸。检查者站立于被检者右侧，面对被检者，前臂与腹部平面尽量在同一水平。检查时手要温暖，先以整个手掌平放于腹壁，使患者适应片刻。先浅触诊，后深触诊，一般自左下腹开始逆时针方向依次检查全腹，注意有无压痛和包块。然后触诊肝脾。脾脏触诊时被检者可取右侧卧位，双下肢屈曲。

7. 肛门指诊：

被检者左侧卧位，右腿向腹部屈曲，左腿伸直，臀部靠近检查台右边。检查者位于被检者背后进行检查。检查者右手示指戴指套，涂以适量润滑剂，如液体石蜡、凡士林等。先将探查的示指指腹置于肛门外口轻轻按摩，嘱被检者放松，深呼吸，等被检者适应肛门括约肌放松后，探查示指再徐徐插入肛门，顺时针或逆时针方向触摸整个肛门和直肠内壁，注意有无包块。男性触诊前列腺，注意中间沟有无消失。指诊后观察指套表面是否带血或脓液。

8. 下肢水肿：

用手指按压被检查者下肢胫骨下 1/3 前内侧皮肤 3～5 秒钟，若加压部位组织发生凹陷为可凹性水肿，注意比较双侧是否对称。

第二节　常规检查异常发现的处理

一、一般状况

1. 体温：体温＞37℃，参见发热处理规范（待制订）。

2. 血压：参见《社区高血压病例管理》。首次测量血压请分别测左右两侧，双侧对比。

3. 腹围与 BMI：见健康指导肥胖部分。

4. 认知功能：

- 粗筛阳性，MMSE 总分达痴呆标准的居民为可疑痴呆患者，转上级医院神经科诊治。
- 粗筛阳性，MMSE 总分未达痴呆标准的居民，继续观察，预约居民三个月后重复认知功能检查。

5. 情感状态：

- 粗筛阳性，老年人抑郁评分≥15 分的居民，提示可能为老年抑郁患者，转上级医院内科或神经/心理科诊治。
- 粗筛阳性，老年人抑郁评分<15 分的居民，继续观察，预约居民三个月后重复情感状态检查。

二、体格检查

1. 皮肤巩膜：

- 发现皮肤巩膜黄染

（1）第一步，首先根据总胆红素（TBIL）结果判断是否为黄疸。

- ■ 胆红素正常（<34μmol/L），询问是否有食物及药物影响，继续观察。
- ■ 胆红素异常（>34μmol/L），进行第二步，初步鉴别黄疸性质。

(2) 第二步，计算直接胆红素（DBIL）占总胆红素的比值（DBIL/TBIL）。

- 直接胆红素/总胆红素（DBIL/TBIL）<20%，考虑溶血性黄疸，转上级医院血液科诊治；
- DBIL/TBIL>20%，考虑肝细胞性或梗阻性黄疸，进行第三步以进一步鉴别。

(3) 第三步，看 ALT 是否正常。

- ALT 明显升高（>正常上限 5 倍以上），立即转上级医院传染科诊治除外急性肝炎。
- ALT 正常或轻度升高，转上级医院消化科行进一步检查。

● 发现皮肤及巩膜苍白，根据血常规血红蛋白结果判断是否为贫血，如为贫血(男性<120 g/L，女性<110g/L）转上级医院血液科诊治。

2. 淋巴结：发现锁骨上或腋窝淋巴结肿大，立即转上级医院内科或血液科就诊。

3. 乳腺：

● 发现以下情况，立即转上级医院外科/乳腺外科明确是否为乳腺癌：

■ 发现乳房包块

■ 乳头分泌物呈血性

■ 乳房皮肤局部橘皮样改变或下陷

■ 近期发现乳头内陷

● 女性经期发现乳房多发结节、压痛等，可观察，经期后复查。

4. 肺：

● 发现桶状胸，同时有以下情况之一者建议转上级医院呼吸科就诊，除外慢性阻塞性肺疾病（COPD）：

■ 长期吸烟或粉尘接触史

■ 每年秋冬季有咳嗽、咳痰病史

■ 有活动后呼吸困难者

● 听诊发现有异常呼吸音或干湿啰音者：

■ 如患者同时有发热、咳嗽、咳痰、呼吸困难等呼吸道症状者，建议立即转上级医院呼吸科就诊。

■ 有心功能不全表现（如活动后心悸、胸闷，不能平卧，夜间呼吸困难等），心功能分级Ⅱ级以上者，建议转上级医院心内科就诊。

■ 如患者同时有发热、轻咳、无痰，予对症处理（参见发热处理规范），3～5 天复诊，如无效或病情加重者转上级医院呼吸科就诊。

■ 如患者无任何症状且胸片正常，可继续观察。

5．心脏：

- 心率>160 次/分或<40 次/分立即转上级医院急诊处理。
- 听诊发现心律绝对不齐，建议转上级医院心内科就诊。（心房纤颤的处理规范待制订）
- 听诊发现有杂音：
  - ■ 二级以下收缩期杂音，可继续观察。
  - ■ 三级以上收缩期杂音或舒张期杂音，建议转上级医院心内科就诊。

6．腹部：

- 腹部触及包块，建议转上级医院（内科、消化科、普通外科）就诊。
- 肋下触及肝脏，肝上界正常，提示肝大，建议转上级医院消化科就诊。
- 肋下触及脾脏（合并发热、淋巴结肿大者），建议转上级医院消化科或血液科就诊。
- 移动性浊音阳性或蛙状腹，建议转上级医院消化科就诊。

7. 肛门指诊：

- 指诊触及肿物，建议转上级医院普通外科就诊。
- 指诊后指套表面有黏液、脓液或血液，建议转上级医院消化科就诊。
- 男性患者指诊前列腺中间沟变浅或消失，同时有尿频、排尿困难等症状，建议转泌尿外科就诊。

8. 运动功能：

- 因关节疼痛无法完成简单运动功能检查（见表2.1)，建议转上级医院就诊。（关节痛的处理规范待制订)。
- 因肌肉无力无法完成简单运动功能检查（见表2.1)，建议转上级医院神经科就诊（伴有肌肉疼痛者可到风湿免疫科就诊)。

第三节 肿瘤筛查

一、乳腺癌

乳腺癌是我国女性发病率最高的肿瘤之一，而且是惟一被世界卫生组织证实可以通过防癌筛查而被早期发现并降低死亡率的癌症。近年来由于有效的肿瘤筛查，西方国家乳腺癌的死亡率不断下降。而在我国，随着人民生活水平的提高，乳腺癌的发病率正在以每年1%的速度递增，死亡率也在近10年增长了38%，成为死亡率增长最快的癌症。

本规范要求社区卫生服务机构根据自身条件对参加管理的居民进行以下工作：

- 教育所有参加管理的妇女有关乳腺癌的可能危险因素：乳腺癌家族史、不生育、不哺乳、工作压力大、肥胖、长期服用雌激素等。
- 指导所有参加管理的妇女乳房自检方法，建议妇女每月月经后7～10天进行乳房自检，已经绝经的妇女可固定选择每月的某一天进行检查。

➢ 乳房自检方法：

1. 目测：站在镜子前，双手叉腰，观察乳房的形状、大小有无变化；两侧是否对称；乳房皮肤有无异常变化；两侧乳头是否有抬高、回缩、异常分泌物；乳晕颜色有无变化。然后双臂上举，做同样的观察。若出现以上任何一种现象，就应引起注意。

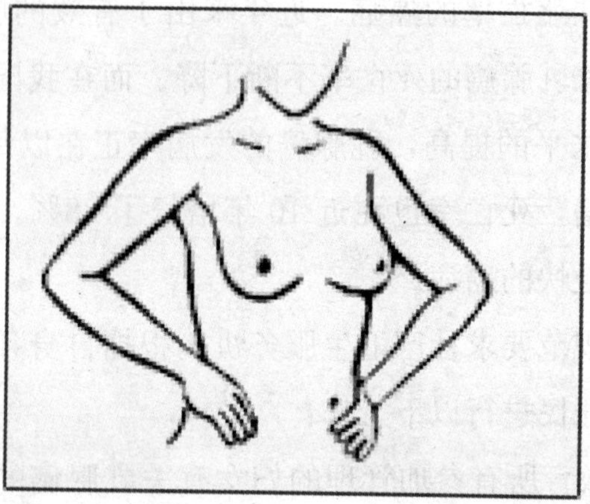

2. 双手叉腰，两肘努力向后，用力使胸肌收缩，同时弯下腰，如果感觉乳房吃紧，就应引起注意。

3. 平卧位进行触摸检查：在肩膀下垫一个枕头或毛巾，右手手臂上举，使乳房组织充分伸展，用左手示指、中指和无名指的指腹掌面沿顺时针或逆时针方向轻柔地触摸整个右乳房；用拇指和食指轻轻挤压乳头，看有无分泌物；然后检查腋窝和锁骨附近。同样方法检查左侧。如果觉得有硬块或者厚度有变化，就应该看医生做进一步检查。

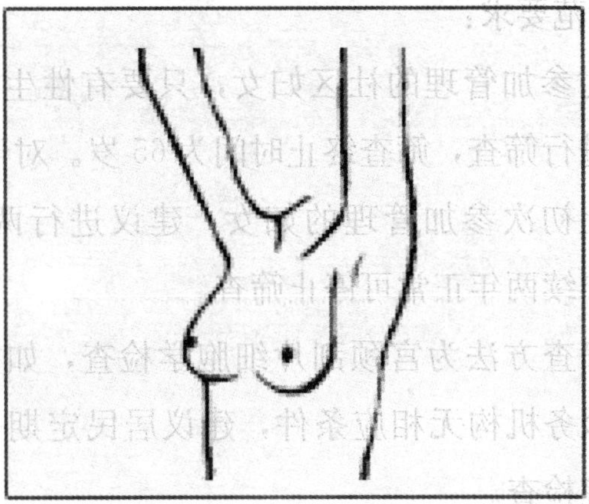

- 40 岁以上妇女每 1～2 年由医生行乳腺检查，必要时行乳腺 X 线检查。
- 有乳腺癌家族史者每年行乳腺检查及乳腺 X 线检查。
- 发现乳腺肿块转上级医院进一步检查。经期发现乳房多发结节、压痛等，可继续观察，经期后复查。

二、宫颈癌

宫颈癌在女性中的发病率仅次于乳腺癌，位居第二。虽然宫颈癌的发病率高，但其治愈率非常高。医学统计表明：早期宫颈癌如能及时治疗，治愈率可达 90％以上。坚持常规妇科普查，早期发现、及时治疗，这对预防宫颈癌和降低其死亡率至关重要。

本规范要求：

1. 对参加管理的社区妇女，只要有性生活，均应进行筛查，筛查终止时间为65岁。对于65岁以上初次参加管理的妇女，建议进行两次筛查，连续两年正常可停止筛查。
2. 筛查方法为宫颈刮片细胞学检查，如社区卫生服务机构无相应条件，建议居民定期去上级医院检查。
3. 宫颈刮片细胞学检查发现不典型增生，转上级医院处理。
4. 每年筛查一次，连续两次刮片完全正常，可3年筛查一次。

三、结直肠癌（大肠癌）

结直肠癌也是居民常见肿瘤之一。40～50岁人群中，结肠癌、直肠癌发病率开始明显上升。大便潜血试验阳性对结直肠癌早期诊断有意义。中国人直肠癌75%以上为低位直肠癌，所以肛门指诊是早期发现肿瘤的简便易行的方法。

本规范要求：

1. 对参加管理的50岁以上的社区居民，每年行大便潜血检查及肛门指诊检查。发现大便潜血阳性者处理方法见图1。

图1　结直肠癌筛查流程图

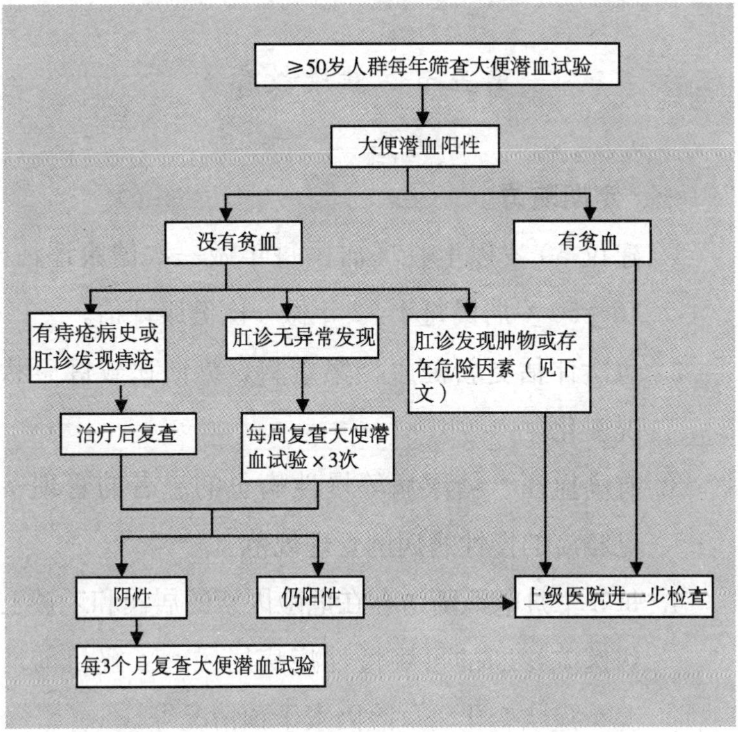

2. 对于存在以下危险因素的居民，建议在40岁或更早时开始筛查：

- 父母在60岁前患结直肠癌或兄弟姐妹及子女中有人患结直肠癌
- 大肠腺瘤性息肉病史

- 家族性结肠息肉综合征
- 溃疡性结肠炎病史

第五节　健康教育

一、定期随访

1. 建议 50 岁以上社区居民每年做一次健康评估，45～50 岁居民每 1～2 年做一次健康评估。
2. 每次评估更新健康档案资料，纵向比较健康状况变化。
3. 有高血压、糖尿病等慢性病史的患者的管理参见相应的慢性病病例管理规范。
4. 每 3 个月电话随访存在危险因素的居民和未被上级医院诊断的可疑慢性疾病居民，了解目前情况、症状变化、危险因素干预情况等。
5. 与居民建立良好的信任关系，鼓励居民经常与你交流，告诉你目前的不适、目前服用的药物及保健品、目前对健康状况的困惑等等，以便第一时间了解其健康变化。

二、健康饮食指导

向居民介绍中国营养学会推荐的膳食指导原则：

1. 食物多样，谷类为主，粗细搭配；

2. 多吃蔬菜、水果和薯类；

3. 每天吃奶类、大豆或其制品；

4. 常吃适量鱼、禽、蛋和瘦肉，少吃肥肉和荤油；

5. 食不过量，天天运动，保持健康体重；

6. 减少烹调油用量，吃清淡少盐的膳食；

7. 三餐分配要合理，零食要适当；

8. 每天足量饮水，合理选择饮料；

9. 饮酒应限量；

10. 吃新鲜卫生的食物。

老年人随着年龄的增长，人体各种器官的生理功能都会有不同程度的减退，尤其是消化和代谢功能，直接影响人体的营养状况。如牙齿脱落、消化液分泌减少、胃肠道蠕动缓慢，使机体对营养成分的吸收利用下降。故老年人必须从膳食中获得足够的各种营养素，尤其是微量营养素。

老年人胃肠功能减退，应该选择易消化的食物，以利于吸收利用，但食物不宜过精，应强调粗细搭配。一方面主食中应有粗粮细粮搭配，粗粮如燕麦、玉米所含膳食纤维较大米、小麦为多；另一方面食物加工不宜过精，谷类加工过精会使大量膳食纤维丢失，并将谷粒胚乳中含有的维生素和矿物质丢失。

膳食纤维能增加肠蠕动，起到预防老年性便秘的作用。膳食纤维还能改善肠道菌群，使食物容易被消化吸收。近年的研究还说明膳食纤维尤其是可溶性纤维对血糖、血脂代谢都起着改善作用，这些功能对老年人特别有益。随着年龄的增长，非传染性慢性病如心脑血管疾病、糖尿病、癌症等发病率明显增加，膳食纤维还有利于这些疾病的预防。

三、饮酒

1. 对每个居民都应进行健康饮酒的教育

(1) 了解过量饮酒的危害。过量饮酒，会使食欲下降，食物摄入减少，以致发生多种营养素缺乏；长期过量饮酒还会造成酒精性肝硬化；过量饮酒会增加患高血压、中风等的危险，并可导致事故及暴力的增加，对个人健康和社会安定都是有害的。

(2) 建议不饮酒或少量饮酒，每天不超过啤酒1杯（200ml）或红酒1小杯（50ml），尽量不喝烈性酒。

(3) 对于有慢性肝病的患者严格禁酒。

2. 对于有过量饮酒习惯的居民，按照图2所示流程帮助患者戒酒。

(1) 对于有过量饮酒习惯的居民，告知饮酒的危害，饮酒习惯是不利于健康的，强烈建议戒酒。

(2) 询问居民：您愿意现在就开始戒酒吗？

- 如居民回答“不愿意”，注意不要强制其戒酒，这样不利于建立良好的医患关系。可以告知作为医生对其健康的关心。再次委婉建议其戒酒。询问不愿意戒酒的原因。向其表示如果任何时间有戒酒的意愿，医生愿意随时提供帮助。
- 如居民回答“愿意”，开始具体提供帮助。

(3) 制订戒酒时间表，明确某一时间段达到的目标，目标要现实可行（如一个月内将饮酒量减少一半）。

(4) 制订具体戒酒措施，如：

- 不去酒吧等饮酒场所
- 严格控制每日饮酒量，家中不存放多余的酒精饮品
- 请不饮酒的亲戚或朋友监督
- 替代饮用不含酒精的饮料等等

（5）随访居民戒酒效果：每3个月电话询问，居民每次就诊时都要询问。

图2 戒酒流程图

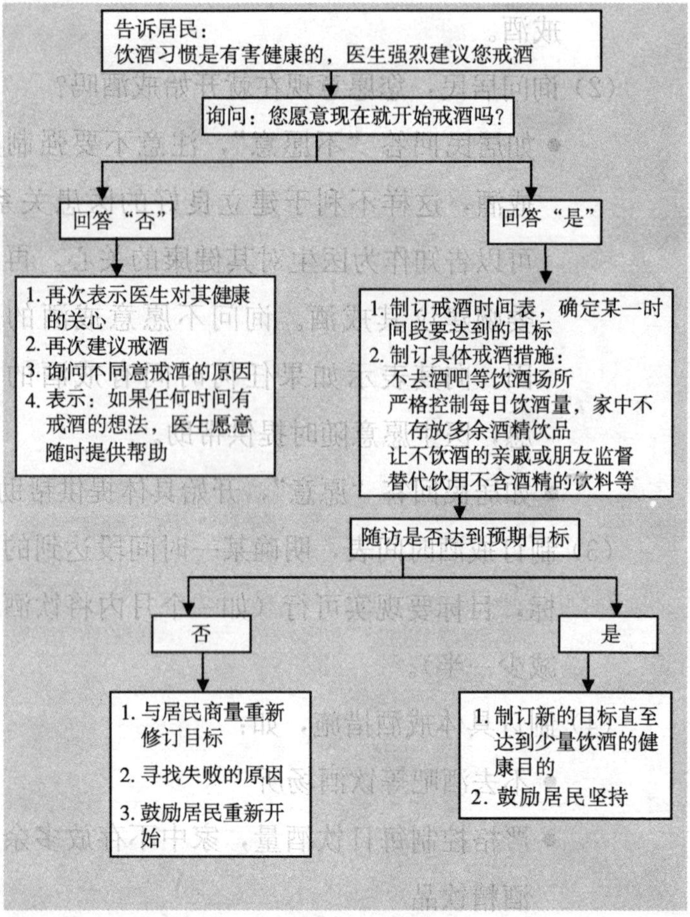

- 如居民在规定时间内未达到预期目标，应和其商量重新修订目标；寻找失败的原

因；鼓励其再次开始。

- 如居民在规定时间内达到预期目标，制订新的目标直至达到健康饮酒的要求；肯定居民的成绩，鼓励其坚持。

四、戒烟

对每个居民都应进行吸烟有害健康的教育，告知居民吸烟不仅是冠心病、脑血管病、COPD 等常见慢性疾病的重要危险因素，也与肺癌、食道癌等常见肿瘤明确相关。

吸烟的居民按照图 3 处理。

戒烟流程图说明：

- 如果居民吸烟，询问其“您愿意戒烟吗?”
- 如果居民愿意戒烟，向其提供建议、帮助和协助安排戒烟计划。

1. 提供的建议要清楚、坚定、人性化。

表达清楚：“戒烟是很重要的，我能帮助您。”

语气坚定：“作为医生，考虑到您目前和将来的健康，立刻戒烟是保护您健康最重要的事。”

人性化：“吸烟对您的健康不利；吸烟会对您的孩子和家人造成伤害；吸烟会增加您的经济负担。”

2. 协助安排戒烟计划

确定戒烟开始时间（一般在两周之内）。

将戒烟计划告诉家人、朋友、同事，得到他们的支持和帮助。

让居民了解在戒烟初期可能出现的“戒断症状”（见下表），使其有信心面对困难。

常见“戒断症状”

头昏、头痛； 口干，甚至发生溃疡； 咳嗽、多痰； 胃肠道功能紊乱。	戒断症状在戒烟后最初几周内出现，多在第一周最重，但很快会消失。

让所有与吸烟有关的东西（烟、打火机、烟灰缸等）从戒烟者的生活环境中消失。在别人吸烟的地方尽量少停留。

3. 在戒烟过程中，随时为戒烟者提供帮助。

如戒烟者烟瘾程度较重（见以下烟瘾程度问卷，若评分≥5 分），建议采用“尼古丁替代疗法”（尼古丁口香糖或贴片）。

如果不是第一次戒烟，帮助分析既往戒烟失败的原因，修改戒烟计划。

最好能动员同一生活或工作环境的人一起戒烟。

● 如果居民不愿意戒烟，尽量鼓动其戒烟。

烟瘾程度问卷

问题	答案分数			
	3	2	1	0
1. 你早上醒来多久才会吸第一口烟？	5 分钟内	6～30 分钟	31～60 分钟	＞60 分钟
2. 你是否感到在不准吸烟的地方克制吸烟是非常困难的？			是	否
3. 你最不愿意放弃在何时吸的香烟？			早晨第一口	其他所有时间
4. 你每天吸多少支烟？	≥31 支	21～30 支	11～20 支	≤10 支
5. 你是否早上起来的 1 小时内所吸的烟比其他时间更密？			是	否
6. 当你生病不能起床时，你是否会吸烟？			是	否
按总分判断烟瘾程度： 0～2 分为极轻；3～4 分为较轻；5 分为普通；6～7 分为较重；≥8 分为极重				

1. 询问分析不愿意戒烟的原因。如：不能耐受戒断症状；有戒烟失败的经历；害怕失败；体重增加等。

2. 强调吸烟的危害。如：

短期危害：咳嗽、气短、加重哮喘等。

长期危害：与多种疾病相关，如心脏病、脑血管病、肺癌和多种肿瘤、慢性阻塞性肺疾病等。

对他人的危害：增加配偶患肺癌和心脏病的风险，孩子患哮喘、呼吸道感染等疾病的几率增加等。

3. 宣传戒烟的益处。如：有益健康；精神状态改善；家庭环境变得更好；为孩子树立榜样；省钱等。

4. 每次随访时建议戒烟并询问是否愿意。

图 3　戒烟流程图

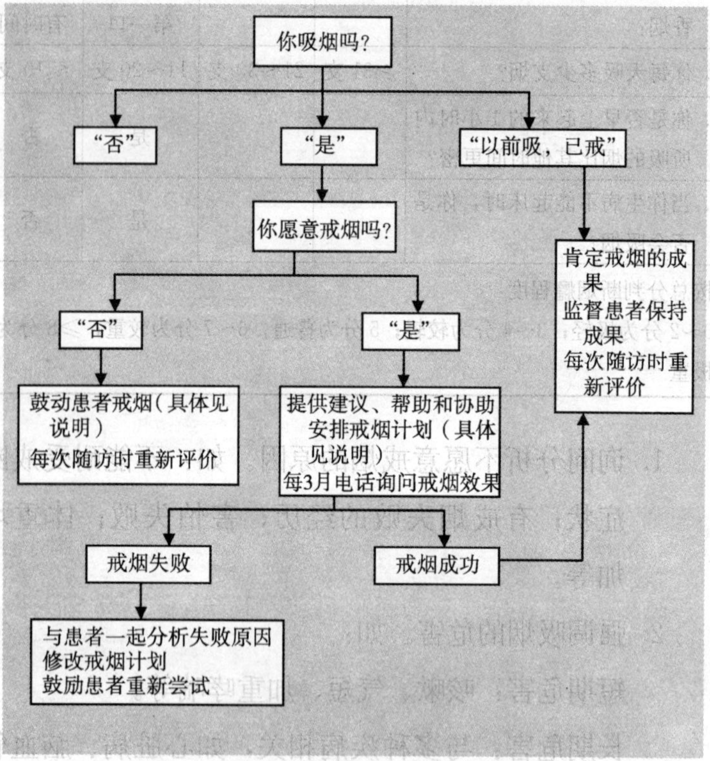

五、肥胖

随着人民生活水平的提高和生活方式的改变，中老年超重和肥胖人数日趋增多，所占比率逐年上升。中老年人发胖不仅给日常生活带来不便，而且还会诱发或并发许多中老年人常见慢性疾病，如高血压、冠心病、脑血管病、糖尿病、高脂血症、脂肪肝、痛风等。

本规范要求对所有参加管理的居民评估体重情况，并指导居民合理控制体重，具体见图 4。

- 第一步：评价居民是否肥胖

1. 询问既往体重变化情况
2. 计算体质指数（BMI）：BMI＝体重（千克）/身高的平方（米^2）
3. 测量腰围
4. 判断是否肥胖或超重（根据中国肥胖问题工作组（WGOC）推荐标准）

   WGOC 标准：BMI≥ 24 超重；BMI≥ 28 肥胖（附 WHO 标准：BMI≥ 25 超重；BMI≥ 30 肥胖）

   WGOC 中心性肥胖标准：男性腰围≥85 厘米；女性腰围≥80 厘米（附 WHO 中心性肥胖标准：男性腰围≥ 102 厘米；女性腰围≥88 厘米）

图 4　肥胖处理流程图

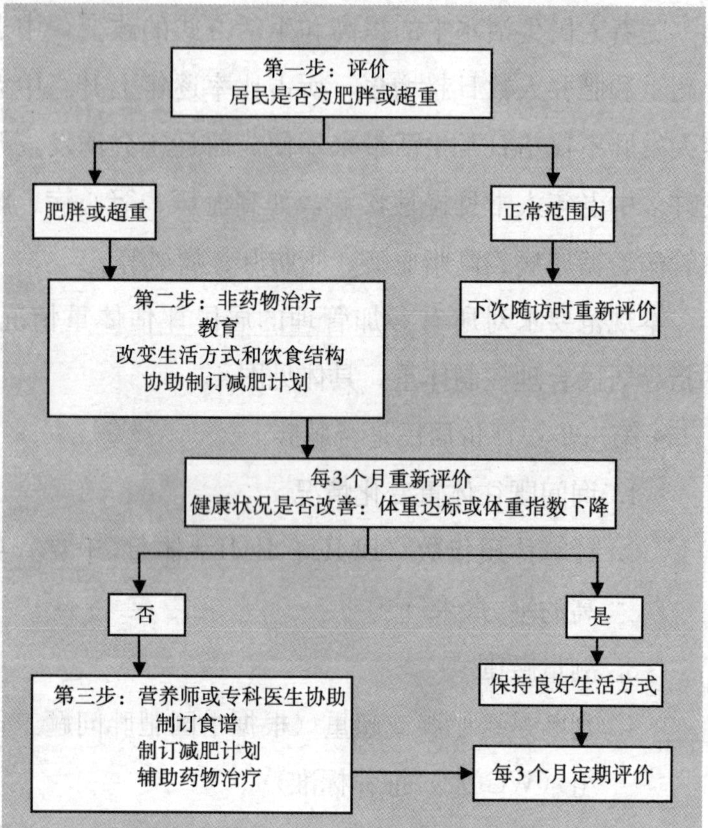

5. 目标：BMI<24，男性腰围<85 厘米；女性腰围<80 厘米。

● 第二步：对于肥胖或超重者进行非药物治疗

1. 教育：肥胖与多种疾病如糖尿病、高血压、冠心病、骨关节炎、痛风等相关，为了您的健康您需要控制体重。

2. 改变生活方式和饮食结构（热卡控制，选择高质量的食物，每日运动）

（1）热卡控制：可在原有热卡摄入基础上减少每日热卡总量，肥胖者多数能耐受减少500～600 kcal/d 的饮食，对 BMI≥30者，可酌情给予 1000 kcal/d 的低热卡饮食。（参见下表 中国营养学会推荐每日能量供给量）

（2）食物：少食或不食高脂肪、高糖、高嘌呤食物如油炸食品、肥肉、巧克力、红肉等，鼓励进食新鲜水果、蔬菜和全麦食品（杂粮），应戒酒，并限制食盐，每日盐摄入量约 6 克为宜。

（3）每日运动：提倡根据个体情况每日进行轻至中等强度体力活动 30～60 分钟，如骑自行车、擦地板、散步、跳舞等。也可进行高强度的活动，时间宜在 10 分钟内，如慢跑、游泳、打篮球等。

3. 协助制订减肥计划

（1）确定一段时间内达到的合理的减肥目标，安全的减重速度为每周体重下降不超过 0.5 千克，不提倡饥饿减肥。

（2）制订控制热卡措施：让患者了解常吃的食物所含热卡数，进食前先计算热卡，少食多餐，餐前可少量进食，每餐留 10%～20%食物不吃，餐后不吃甜点，进餐中提倡细嚼慢咽。用白开水或茶水替代含糖饮料。尽量不与朋友去餐馆聚餐。建议和家人或朋友一起参加运动。

4. 每 3 个月打电话随访患者，了解减肥效果。

● 第三步：对于 3 个月后体重仍上升或减肥效果不明显者，建议请营养师和/或专科医生协助诊治。

1. 营养师调整减肥食谱，监督患者实行。

2. 可在专科医生（内分泌医生）的指导下辅助药物减肥。目前主要药物有两类，一类为胃肠道脂肪吸收抑制剂，如赛尼可；另一类为能量摄入抑制剂，如西布曲明。

推荐的每日能量供给量（中国营养学会，2000 年 4 月）

年龄（岁）	男	女
18～		
轻	2 400 千卡	2 100 千卡
中	2 700 千卡	2 300 千卡
重	3 200 千卡	2 700 千卡
50～		
轻	2 300 千卡	1 900 千卡
中	2 600 千卡	2 000 千卡
重	3 100 千卡	2 200 千卡
60～		
轻	1 900 千卡	1 800 千卡
中	2 200 千卡	2 000 千卡
70～		
轻	1 900 千卡	1 700 千卡
中	2 100 千卡	1 900 千卡

六、心理健康指导

在现代社会，心理健康是生理、心理、社会医学模式下健康概念的重要组成部分，也是中老年人生活质量评价和健康测量中不可缺少的内容之一。随着人口老龄化程度的加快，中老年人尤其是退休后老年人的心理健康问题已经越来越引起人们的重视。

本规范要求社区医生对参加管理的中老年人进行最

基本的心理健康指导：

1. 告诉居民长期精神压力和心情抑郁是引起高血压、糖尿病、冠心病、肿瘤等疾病的重要原因之一。
2. 告诉中老年人维护心理健康的一些方法：
   - 家庭和社会的关心
   - 活到老，学到老
   - 保持乐观情绪，寻找生活乐趣
   - 加强人际交流，参与社交活动
   - 学会通过各种途径把坏情绪释放出来，保持好的心情
3. 对于有抑郁倾向的居民应尽量了解在心理问题后的家庭和个人问题，与家属和社会配合有针对性地进行心理调节。中老年人退休、无文化、丧偶、独居、患慢性疾病等都是引发心理健康障碍的危险因素，要注意识别。

第六节　疾病预防

一、疫苗接种

流感以及通常由肺炎链球菌感染引起的肺炎是老年人尤其是患有慢性内科疾病的老年人发病和死亡的重要原因。有国外研究表明 65 岁以上的老年人每年接种流

感疫苗和肺炎链球菌疫苗能有效减少住院率和死亡率。

本规范要求：

1. 建议所有参加管理的 65 岁以上的老年人每年注射流感疫苗和 23 价肺炎链球菌疫苗。

2. 对于所有参加管理的高危人群，强烈建议并督促居民每年注射流感疫苗和 23 价肺炎链球菌疫苗。

高危人群：有以下任何情况之一的中老年人。

- 慢性阻塞性肺疾病
- 慢性心功能衰竭
- 慢性肾功能不全
- 糖尿病
- 肿瘤或长期服用激素及免疫抑制剂者*
- 脾切除术后患者
- 居住在老人院者

***** *说明：需咨询肿瘤专科医师或免疫专科医师是否进行疫苗接种。*

二、心血管疾病（冠心病）一级预防

冠心病由于其发病率高，死亡率高，严重危害着人类的身体健康，从而被称作是“人类的第一杀手”。而冠心病的许多危险因素都是可以预防的。

本规范要求：

1. 告知所有参加管理的居民冠心病是可以预防的。
2. 筛查冠心病的危险因素：
   - 年龄和性别：男性>40 岁；绝经后女性
   - 家族史
   - 吸烟
   - 缺乏运动
   - 超重或肥胖
   - 高血压
   - 血脂异常
   - 糖尿病或糖耐量异常

以上 8 条，除了前 2 条是无法改变的，后 6 条都是可干预的。

3. 告知居民他/她的危险因素（可根据表 6 提供的冠心病 10 年患病风险计算方法算出居民的患病几率）。
4. 根据下表进行危险因素干预。

危险因素干预目标和建议

干预措施和目标	建议
吸烟 目标：戒烟	见健康指导部分
高血压管理 目标：<140/90mmHg； 糖尿病、慢性肾病患者应<130/80mmHg	见《社区高血压病例管理》
饮食 目标：健康饮食结构	见健康指导部分
阿司匹林 目标：对心血管病高危人群（≥2个危险因素）推荐服用小剂量阿司匹林（100mg/日）	阿司匹林过敏、消化性溃疡活动性出血、眼底出血、其他出血性疾病者禁用； 既往脑出血、消化性溃疡等病史者慎用； 向患者说明服用阿司匹林可能会增加出血的风险，但有循证证据说明获益>风险。
血脂管理 目标：见血脂管理目标表	高脂血症管理规范（待建立）
运动 目标：每天30分钟以上中等强度体育活动	运动应循序渐进，量力而行。 适宜的运动有快走、慢跑、跳舞、太极拳等。适宜的运动强度可用运动时心率评价，健康人运动时的适宜心率可参考下面公式来推算：运动时的适宜心率＝170－年龄。
体重管理 目标：BMI<24；男性腰围<85厘米，女性腰围<80厘米	见健康指导肥胖部分
糖尿病管理 目标：空腹血糖<7mmol/L	见《社区糖尿病病例管理》

血脂管理目标

<table>
<tr><th rowspan="2">人群</th><th colspan="4">目标</th></tr>
<tr><th>LDL-C</th><th>HDL-C</th><th>Non-HDL(CHO-HDL)</th><th>TG</th></tr>
<tr><td>≤1个危险因素</td><td><160mg/dl</td><td rowspan="3">男性：>40mg/dl
女性：>50mg/dl</td><td><130mg/dl</td><td rowspan="3"><150mg/dl</td></tr>
<tr><td>≥2个危险因素</td><td><130mg/dl</td><td><160mg/dl</td></tr>
<tr><td>≥2个危险因素或有糖尿病</td><td><100mg/dl</td><td><190mg/dl</td></tr>
</table>

说明：LDL-C：低密度脂蛋白

HDL-C：高密度脂蛋白

Non-HDL：非高密度脂蛋白＝总胆固醇－高密度脂蛋白

TG：甘油三酯

三、骨质疏松

骨质疏松对人体健康的危害是多方面的，如造成腰酸背痛、身高变矮和驼背，影响生活质量。此外，更严重的是导致骨折而致残。除了躯体方面的痛苦外，因骨质疏松导致的骨折还同时影响患者的心理健康和社会适应能力。世界卫生组织有一份报告，每年大约有170万人发生髋部骨折，到2050年可能增加到630万，其中75％的病例会出现在发展中国家。

本规范要求：

1．告知所有参加管理的居民骨质疏松的危害性。

2. 绝经后女性和年龄＞65岁的居民筛查骨质疏松的危险因素：

- 成年骨折史
- 父母骨折史
- 痴呆
- 吸烟
- 低体重（BMI＜19）
- 早绝经（＜45岁，包括手术绝经）或＞1年的闭经
- 摄入钙不足（不吃奶制品）
- 饮酒
- 经常摔倒
- 缺乏体育锻炼
- 生活不能自理
- 有与骨质疏松相关的疾病或服用可引起骨质疏松的药物（见下表）

3. 对于有上述危险因素的居民，建议上级医院行骨密度检查。

4. 对参加管理的居民进行预防骨质疏松教育（内容见下表）。

常见可引起骨质疏松的疾病和药物

疾病	药物
甲状旁腺功能亢进	糖皮质激素
库欣综合征	肝素
甲状腺功能亢进	抗惊厥药
1 型糖尿病	免疫抑制剂
泌乳素瘤	长效孕激素
性腺功能减退	他莫昔芬
严重肝病	
淋巴瘤	
多发性骨髓瘤	
类风湿关节炎	
慢性阻塞性肺疾病	
慢性吸收不良综合征	

骨质疏松预防

措施	建议
补充钙质 推荐钙摄取量 1 000mg/日，绝经后妇女为 1 500mg/日	低脂饮食，多吃奶制品、鱼肉和新鲜蔬菜 必要时补充钙制剂（钙片或冲剂等）
维生素 D 推荐 400～800U/日	
锻炼 推荐每日负重锻炼 30 分钟	负重锻炼如跑步、跳舞、爬楼、打球等 （游泳、骑自行车等不属于负重锻炼）
戒酒	见健康指导
戒烟	见健康指导
安全的家庭环境 防止摔倒	扶手，浴室有防滑措施，卧室有夜灯等 使用拐杖、助步器等

第七节　双向转诊

社区医院应积极主动地与所在区域的上级医院建立畅通、互利的双向转诊渠道和机制，以使有转诊需要的患者及时得到应有的专科医疗服务，避免延误病情；同时使经上级医院治疗好转的患者能够顺利转回社区医院，从而减轻患者的就医负担。

一、转诊原则

1. 确保患者的安全和有效治疗。

2. 尽量减轻患者的经济负担。

3. 最大限度地发挥社区医生和专科医生各自的优势和协同作用。

二、转　出（由社区卫生服务机构转至上级医院）

本规范涉及的转诊主要是在中老年人健康评估中发现的问题超出社区卫生服务机构的技术能力，或涉及慢性疾病的诊断、专科处理等情况，社区医生要按照本规范要求给患者提出转诊建议，并协助患者转诊。转诊后社区医生要在规定时间内对患者进行随访，询问其在上级医院的就诊情况，对于在上级医院明确诊断的慢性疾病患者纳入相应社区慢性病病例管理。

三、转　入（由上级医院转至社区卫生服务机构）

上级医院应将同时符合下列情况的患者转回社区医院，由社区医生对患者进行长期监测、随访和管理，以便减轻患者就医的各种花费和负担。

1. 诊断明确。

2. 治疗方案确定。

3. 临床情况已控制稳定。

患者转回社区医院的同时，上级医院医生应主动与社区医生联系，告知患者的诊治情况并交代注意事项。

第二章　社区中老年人健康查体工作流程

一、准备工作

1. 了解本社区45岁以上居民愿意加入本健康管理的人数，准备各种表格，包括个人一般情况表、妇女健康检查表、生活方式及疾病用药情况表、健康检查表、健康评价表。

2. 为每位签约居民准备一个文件夹或文件袋，用以保存患者的完整档案。或建立电子档案。

3. 居民每年的健康查体实行预约制，根据预约人数决定参加医生与护士的数量，建议每单元（一上午或一下午）中护士、医生、居民比例为1∶1∶10。

4. 提前告知居民参加健康查体注意事项：

（1）查体前三天尽量素食（肉食有可能影响大便潜血结果）。

（2）查体当天在家留晨尿和大便标本，装在干净的容器（社区卫生服务机构负责提供）内带到社区卫生服务机构。

(3) 查体当天空腹来社区卫生服务机构，取血后方可进食。

二、健康评估流程

为了完成整个健康评估内容，居民需来社区卫生服务机构两次。第一次为完成健康查体及留取相应辅助检查标本，大约需 1 小时左右。第二次为了解健康评估结果，接受相应处理，大约需 15～30 分钟。

（一）第一次

1. 在居民第一次来社区卫生服务中心参加健康评估时，向居民发放家庭医生服务卡。
2. 护士为居民准备文件夹/袋，文件夹表面填写居民编号、姓名、性别、联系电话等，用以存放患者的评估表格。表格包括个人一般情况表、健康检查表、生活方式及疾病用药情况表、健康评价表。（见附件表 1、表 2）
3. 护士为居民抽血留取血标本（血常规、肝肾功能、血脂、HBsAg），并测快速血糖，填写在健康检查表的相应部分。指导居民留取尿和大便标本。
4. 护士指导并帮助填写个人一般情况表、健康检查表、生活方式及疾病用药情况表，指导居民填写生活质量问卷。

5. 护士测量体温、脉搏、呼吸、血压、身高、体重和腰围，并填写在健康检查表的相应部分。
6. 护士行心电图检查。
7. 护士将居民及资料转至社区医生手中，医生浏览护士填写内容，复测血压，注意生命体征、血糖及心电图，判断是否需急诊转诊。
8. 不需要急诊转诊的居民，医生行全面查体（包括眼底和妇女宫颈刮片），填写健康检查表，再次判断是否需急诊转诊。
9. 行胸片检查。完成查体。
10. 护士检查健康评估表格是否完整，与居民预约下次就诊时间（一般不超过 1 周），并在健康评价表上标明时间。

（二）第二次

1. 居民按照预约时间第二次来社区卫生服务机构，护士找出居民文件夹及化验检查结果（血常规、尿常规、大便潜血、肝肾功能、血脂、HBsAg、胸片和宫颈刮片）转给社区医生。
2. 医生填写完成中老年人健康管理年检表（见附件表 2）。

3. 医生根据居民年检资料全面评价居民健康状况，填写健康评价表。告诉居民异常检查结果、是否需转诊、转诊注意事项等。

4. 医生对居民进行个体化健康教育，开列健康教育处方，对于需干预的危险因素提出下次年检目标。

5. 与居民预约下次健康评估时间。

三、随访流程

对于评估中发现问题需转诊的居民，社区医生需在两周内随访（可预约居民来社区卫生服务机构随访或电话随访）并将随访结果及时填写到居民的健康管理年检表中。评估中发现有任何异常（包括症状、检查异常、存在危险因素等）的居民，社区医生要每 3 个月随访一次（可预约居民来社区卫生服务机构随访或电话随访），了解居民的症状变化、危险因素干预情况、健康教育处方执行情况等，并填写随访表格。

附件 社区中老年人健康管理记录表

按照居民个人健康档案和中老年人健康管理的要求，中老年人在管理过程中应填写如下表格。其序号与健康档案技术中所列序号一致。

姓名：　　　　　　　　　　　　编号□□－□□□□□

表1 个人一般情况表

姓　名			性　别	1男2女 □	出生日期	□□□□□□□□
身份证号				工作单位		
家庭电话			联系人姓名		联系人电话	
常住类型	1户籍　2非户籍　□			民　族	1汉族　2少数民族______　□	
血　型	1A型　2B型　3O型　4AB型／Rh阴性：1否　2是　□/□					
文化程度	1文盲及半文盲　2小学　3初中　4高中　5中专　6大专及以上　7不详　□					
职　业	1工人　2离退休者　3专业技术人员　4行政管理者　5办事人员　□ 6军人　7企业家　8商业服务业员工　9学生　10其他______					
婚姻状况	1已婚　2未婚　3离婚　4丧偶　5分居　□					
医疗费用支付方式	1全公费　2部分公费　3城镇职工医疗保险　4城镇居民医疗保险　□/□/□ 5商业医疗保险　6新型农村合作医疗　7贫困救助　8全自费　9其他______					
药物过敏史	1无　有：2青霉素　3磺胺　4链霉素　5其他______　□/□/□/□					
暴露史	1无　有：2化学品______　3毒物______　4射线______　□					
既往史	疾病	1高血压　2糖尿病　3冠心病　4恶性肿瘤　5脑卒中　6COPD　7结核病 8精神分裂症　9肝炎　10其他______ □确诊时间　年　月/□确诊时间　年　月/□确诊时间　年　月 □确诊时间　年　月/□确诊时间　年　月/□确诊时间　年　月				
	手术	1无　2有：名称1______时间______/名称2______时间______　□				
	外伤	1无　2有：名称1______时间______/名称2______时间______　□				
	输血	1无　2有：名称1______时间______/名称2______时间______　□				
家族史	父　亲	□/□/□/□/□/□	母　亲	□/□/□/□/□/□		
	兄弟姐妹	□/□/□/□/□/□	子　女	□/□/□/□/□/□		
	1高血压　2糖尿病　3冠心病　4恶性肿瘤　5过敏症　6精神分裂症 7结核病　8肝　炎　9脑卒中　10先天畸形　11其他______					
遗传病史	1无　2有：疾病名称______　□					
有无残疾	1无残疾　2听力残疾　3言语残疾　4肢体残疾　□/□/□/□/□/□ 5智力残疾　6视力残疾　7精神残疾　残疾证号______					

注：同《社区居民健康档案》表1

填表说明

1. 性别：如果两性畸形，选择显性的那个性别。

2. 出生日期：根据居民身份证的出生日期填写。按照年（4位）、月（2位）、日（2位）顺序填写，如19490101。

3. 身份证号：需如实、完整填写。

4. 工作单位：应填写目前所在工作单位的全称。离退休者填写最后工作单位的全称；下岗待业或无工作经历者须具体注明。

5. 家庭电话：填写家庭固定电话。

6. 联系人姓名：指紧急情况联系人。这里要求填写与建档对象关系紧密的亲友姓名，该联系人应为当遇特殊情况或紧急情况无法与建档对象直接沟通而急需建档对象亲友提供帮助时，确实可以取得联系并能提供帮助的人。

7. 联系人电话：填写确实能够及时、有效取得联系的电话号码。

8. 常住类型：常住人口指在本社区居住生活半年以上者。

9. 民族：少数民族应填写全称，如彝族、回族等。

10. 血型：在前一个“□”内填写与ABO血型对应编号的数字；在后一个“□”内填写是否为“Rh阴性”。

11. 文化程度：填写内容包括“文盲/半文盲/小学/初中/高中/中专/大专及以上，不详”。

文化程度指截至建档时间止，本人接受国内外教育所取得的最高学历或现有水平所相当的学历（参见GB－4658－84）。其中：

（1）文盲或半文盲：不识字或识字不足1500个，不能阅读通俗书报，不能写便条者。

（2）小学：小学毕业、肄业及在校学生，还包括未上小学，但识字 1500 个以上，能阅读通俗书报，能写便条，达到扫盲标准者。

(3) 初中：初中毕业、肄业及在校学生，技工学校相当于初中者填初中。

(4) 高中：普通高中毕业、肄业及在校学生。

(5) 中专：职业高中毕业、肄业及在校学生，技工学校相当丁高中者填中专。

(6) 大专及以上：专科学生或相当于专科的电视大学，厂办大学等学校毕业或肄业及在校学生；大学本科、硕士、博士毕业、肄业及在校学生。

12. 职业：

(1) 工人：指在第二产业（制造业、建筑业等）中从事体力、半体力劳动的生产工人及相关人员。

(2) 离退休人员：指已经离休和退休的干部、职工和依靠领取退休金生活的人员。

(3) 专业技术人员：指专门从事各种专业性工作和科学技术工作的人员。

(4) 行政管理人员：指在党政机关、企事业单位具有行政管理职权的领导干部，一般包括各类机构的中层及以上管理干部。

(5) 办事人员：指协助部门负责人处理日常行政事务的专职办公人员，包括科级以下公务员、企事业单位的一般管理人员和非专业性办事人员等。

(6) 军人：指现役军人。

(7) 企业家：指大中型企业高层管理人员和拥有一定数量的私人资本或固定资产并进行投资以获取利润的私营企业主（一般包括所有雇工在 8 人以上的私营企业的业主）。

(8) 商业服务业员工：指在商业和服务行业中从事非专业性的、非体力的或体力劳动的人员。

（9）学生：指在校的大、中、小学学生。

（10）其他：指未归入上述职业类别者。

13. 婚姻：

（1）已婚：指在婚者，包括曾离婚或丧偶现已再婚的人。

（2）未婚：指建档之前从未结过婚的人。

（3）离婚：指建档时已与配偶解除婚姻关系，且未再婚的人。

（4）丧偶：指配偶去世未再婚的人。

（5）分居：虽未与配偶解除婚姻关系，但已分居且无夫妻生活者。

14. 医疗费用支付方式：填写内容包括“全公费/部分公费/城镇职工医疗保险/城镇居民医疗保险/商业医疗保险/新型农村合作医疗/贫困救助/全自费/其他”等，可以多选。

15. 药物过敏史：药物过敏主要指青霉素、磺胺或者链霉素过敏，如有其他药物过敏，请在其他栏中写明名称。项目可以多选。

16. 暴露史：指化学品、毒物或射线接触史，如有，需填写具体化学品、毒物、射线名或填不详。

17. 既往史：包括疾病史、手术史、外伤史和输血史。

（1）疾病史：填写现在和过去曾经患过的某种疾病，包括建档时还未治愈的慢性疾患或某些反复发作的疾病，疾病名称按照“《社区居民健康档案》附件二社区常见疾病编码”统一编码，并写明确诊时间。对于经医疗单位明确诊断的疾病都应以一级及以上级别医院的正式诊断为依据，有病史卡的以卡上的疾病名称为准，没有病史卡的应有证据证明是经过医院明确诊断的。疾病史可以多选。

（2）手术史：填写曾经接受过的手术治疗，应填写具体手术名称和手术时间。

（3）外伤史：填写曾经发生的后果比较严重的外伤经历，

包括扭伤、挫伤、撞击伤等。应填写具体外伤名称和发生时间。

(4) 输血史：填写曾经接受过的输血，应填写具体输血原因和发生时间。

18. 家族史：指直系亲属（兄弟姐妹、父母、祖/外祖父母）中是否患过所列出的具有遗传性或遗传倾向的疾病或症状。有则选择具体病名，没有列出的请在其他一栏中写明。并将不同辈分所患疾病填写在相应辈分的后面。家族史可以多选。

19. 遗传病史：如有，请写明疾病名称。

20. 有无残疾：项目可以多选，并在“□”内填写残疾类型的编号。如有民政部门核发的残疾证，请填写残疾证编号。

姓名：　　　　　　　　　　　　　编号□□－□□□□□

表 2　中老年人健康管理年检表（　　年度）

表 2.1　健康检查表

年检日期			责任医生		
内容	检 查 项 目				
症状	1 头痛 2 头晕 3 心悸 4 胸闷 5 胸痛 6 慢性咳嗽 7 咳痰 8 呼吸困难 9 多饮 10 多尿 11 体重下降 12 乏力 13 关节肿痛 14 视物模糊 15 手脚麻木 16 消瘦 17 尿痛 18 便秘 19 腹泻 20 恶心呕吐 21 眼花 22 耳鸣 23 其他 ________ □/□/□/□/□/□/□				
一般状况	体 温	℃	脉 搏		次/分
	呼 吸	次/分	血 压	左 侧	/ mmHg
				右 侧	/ mmHg
	身 高	cm	体 重		kg
	腰 围	cm	BMI		kg/m^2
	老年人认知功能	1 粗筛阴性　2 粗筛阳性　3 简易智力状态检查量表，总分 ________ □/□			
	老年人情感状态	1 粗筛阴性　2 粗筛阳性　3 老年人抑郁评分检查，总分 ________ □/□			
	生活质量	SF36 评分 ________			
脏器功能	视 力	左眼 ________ 右眼 ________（矫正视力：左眼 ________ 右眼 ________）			
	听 力	1 听见　2 听不清或无法听见（耳鼻喉科专科就诊） □			
	运动功能	1 可顺利完成　2 无法独立完成其中任何一个动作(上级医院就诊) □			
查体	皮肤、巩膜	1 正常 2 黄染 3 苍白 □			
	淋巴结	1 未触及　2 锁骨上　3 腋窝　4 其他 ________ □			
	肺	桶状胸：1 否　2 是 □ 呼吸音：1 正常　2 异常 ________ □ 啰　音：1 干啰音　2 湿啰音 ________ □			
	心 脏	心率 ________ 次/分　心律：1 齐　2 不齐　3 绝对不齐 □ 杂音：1 无　2 有 ________ □			
	腹 部	压痛：1 无　2 有 ________ □ 包块：1 无　2 有 ________ □ 肝大：1 无　2 有 ________ □ 脾大：1 无　2 有 ________ □ 移动性浊音：1 无　2 有 ________ □			
	下肢水肿	1 无　2 单侧　3 双侧不对称　4 双侧对称 □			
	肛门指诊	1 正常　2 触痛　3 包块　4 其他 ________ □ 前列腺：1 正常　2 异常 ________ □			
	其 他				

续表

一般人群检查辅助检查	血常规		Hb ________g/L　WBC________/L　PLT________/L　其他______
	尿常规		尿蛋白______　尿糖______　尿酮体______　尿潜血______　其他______
	大便潜血		1 阴性　2 阳性（见大肠癌筛查）　□
	肝功能		ALT______U/L，　AST______U/L，　ALB______g/L， TBIL______μmol/L，　DBIL______μmol/L
	肾功能		Scr________μmol/L, BUN__________mmol/L
	血　脂 mmol/L		CHO________, TG________, LDL-C________，HDL-C__________
	空腹血糖		______mmol/L　｜ HBsAg ｜ 1 阴性 2 阳性　□
	眼　底		1 正常　2 异常______________________________　□
	心电图		1 正常　2 异常______________________________　□
	胸　片		1 正常　2 异常______________________________　□
	其　他		
特殊人群检查	糖尿病	足背动脉搏动	1 有　　2 无　□
		糖化血红蛋白	____________%　｜ 空腹血糖 ｜ ____________mmol/L
	高血压	血 生 化	K^+______________　Na^+______________
	COPD 症状	咳　嗽	0 分：无咳嗽　□ 1 分：轻度（间断咳嗽，不影响正常工作和生活） 2 分：中度（介于轻度与重度之间） 3 分：重度（昼夜频繁咳嗽或连续咳嗽，影响工作和睡眠）
		咯　痰	0 分：无痰　□ 1 分：少（昼夜咳痰量 < 10ml） 2 分：中（昼夜咳痰量 10 ~ 50ml） 3 分：多（昼夜咳痰量 > 50ml）
		呼吸困难	0 分：剧烈运动（如跑步）时感气短　□ 1 分：快步走或上楼时感气短 2 分：平地正常速度行走 100 米感气短 3 分：日常活动（如穿衣、起床）感气短 4 分：静息状态下感气短
	COPD 查体	口唇紫绀	1 无　　2 有　□
		颈 静 脉	1 正常　　2 怒张　□
		哮 鸣 音	0 分：无哮鸣音　□ 1 分：少（偶闻或仅在咳嗽、深呼吸时可闻少量哮鸣音） 2 分：中（双肺可闻散在哮鸣音） 3 分：多（双肺满布哮鸣音）
	COPD 其他	6 分钟步行距离	____________ 米（稳定期患者）
		血氧饱和度*	SaO_2 ____________%
		肺功能*	FEV1/FVC ________%　，FEV1 ________%
		COPD 患者生活质量	SGRQ 评分____________

注：同《社区居民健康档案》表 3.1.1。* 不是必须填写项目，如果患者有本年度上级医院检查结果请填写。

姓名：　　　　　　　　　　　　　　　　　　　　　　　　　　编号□□－□□□□□

表 2.2　妇女健康检查表

年检日期				责任医生			
内　容	检　查　项　目						
症　状	1外阴瘙痒 2白带异常 3触血 4下腹不适 5情绪改变 6潮热出汗 7月经不规律 8失眠 9乳房痛 10乳腺肿块 11乳腺异常泌乳 12其他______ □/□/□/□/□						
既往史	月经史	初潮年龄	岁	月经周期		行经天数	天
	月经史	月经量	1量多 2正常 3量少 □			痛　　经	1无 2有 □
	月经史	绝　　经	1否 2是 □	绝经年龄		手术绝经	1否 2是 □
	月经史	子宫或附件切除	1否 2是　　年　　月		绝经后阴道出血		1否 2是 □
	月经史	白带情况					
	生育史	避孕方式	1无 2避孕药 3避孕环 4工具 5安全期 6绝育手术 □/□/□				
	生育史	妊娠次数		生育次数		剖宫产次数	
	生育史	流产次数	自然流产　　次 / 人工流产　　次			引产次数	
	生育史	死　　胎	1无 2有 □	死　产	1无 2有 □	产褥感染	1无 2有 □
	生育史	妊娠高血压	1无　2不清楚　3有（最高血压　　　其他并发　　　）□				
	生育史	妊娠糖尿病	1无 2有 □	其他合并症	1无 2有 □	巨大儿	1无 2有 □
	疾病史	乳腺癌	1无　2有（确诊时间　　　　治疗方法　　　　）□				
	疾病史	触　血	1无　2有 □				
	疾病史	宫颈癌	1无　2有（确诊时间　　　　治疗方法　　　　）□				
妇科手术史	1无 2有（名称____________ 时间________）□						
乳癌家族史	1无 2有（亲属关系__________亲属　患病时年龄_____岁）□						
查　体	乳腺	乳房痛	1无　2有 □	乳腺增生	1无　2有 □		
	乳腺	乳腺结节	1无　2有：大小__________ □				
	乳腺	异常泌乳	1无　2有 □				
	外　阴		1正常　2异常（____________）□				
	阴　道		1正常　2异常（____________）□				
	宫　颈		1正常　2异常（____________）□				
	子　宫		1正常　2异常（____________）□				
	附　件		1正常　2异常（____________）□				
辅助检查	阴道分泌物镜检		1正常　2异常（____________）□				
	宫颈刮片		巴氏涂片______级				
	乳房钼靶X线						
	其　他						
Kupperman评分		抑郁评分		焦虑评分			
妇科用药情况	药物1		用法				
	药物2		用法				
	药物3		用法				
	药物4		用法				

注：同《社区居民健康档案》表 3.2.1.1

姓名：　　　　　　　　　　　　　　　　　　编号□□－□□□□□

表 2.3　生活方式及疾病用药情况表

年检日期		责任医生	
内容	检 查 项 目		
生活行为习惯	体育锻炼	锻炼频率	1 每天　2 每周一次以上　3 偶尔　4 不锻炼　□
		每次锻炼时间	分钟　坚持锻炼时间　年
		锻炼方式	
	饮食习惯		1 荤素均衡　2 荤食为主　3 素食为主　4 嗜盐　5 嗜油　6 嗜糖　□/□/□/□
	吸 烟 史	是否吸烟	1 从不吸烟　2 过去吸，已戒烟　3 吸烟　□
		开始吸烟时间	______岁　戒烟时间　______岁
		吸烟量	平均每天吸烟 ____ 支
	饮 酒 史	饮酒频率	1 从不　2 偶尔　3 经常　4 每天　□
		是否戒酒	1 未戒酒　2 已戒酒，戒酒时间______岁　□
		开始饮酒时间	______岁　是否醉酒　1 否　2 是　□
		饮酒量	平均每次饮酒 ____ 两
		主要饮酒品种	1 白酒　2 啤酒　3 红酒　4 黄酒　□/□
	生活方式	心理状况	1 紧张　2 抑郁　3 焦虑　4 其他______　□/□/□
		遵医行为	1 良好　2 一般　3 差　□
		职业暴露史	1 无 2 有（具体职业 ______，从业时间 ____ 年）　□
		职业暴露史：接触毒物种类	1 化学品____ 2 毒物____ 3 射线____　□
		职业暴露史：有无防护措施	1 无　2 有______　□
		居住环境：家中煤火取暖	1 否　2 是 已有____年　□
		居住环境：家庭成员吸烟	1 否　2 是　□
		居住环境：长期居住地	1 城市　2 农村　□

续表

<table>
<tr><th>内容</th><th colspan="5">检 查 项 目</th></tr>
<tr><td rowspan="7">现存健康问题</td><td>脑血管疾病</td><td colspan="4">1 缺血性卒中　2 脑出血　3 蛛网膜下腔出血　□/□/□/□/□
4 短暂性脑缺血发作　5 其他________</td></tr>
<tr><td>肾脏疾病</td><td colspan="4">1 糖尿病肾病　2 肾衰竭　3 急性肾炎　□/□/□/□/□
4 慢性肾炎　5 其他________</td></tr>
<tr><td>心脏疾病</td><td colspan="4">1 心肌梗死　2 心绞痛　3 冠状动脉血运重建　□/□/□/□/□
4 充血性心力衰竭　5 心前区疼痛　6 其他________</td></tr>
<tr><td>血管疾病</td><td colspan="4">1 夹层动脉瘤　2 动脉闭塞性疾病　3 其他________　□/□/□</td></tr>
<tr><td>眼部疾病</td><td colspan="4">1 视网膜出血或渗出　2 视乳头水肿　3 白内障　4 其他____　□/□/□</td></tr>
<tr><td>神经系统</td><td colspan="4">1 无　2 有 ________________　□</td></tr>
<tr><td>其他疾病</td><td colspan="4">1 ________　2 ________　3 ________</td></tr>
<tr><td rowspan="10">住院治疗情况</td><td rowspan="5">住院史</td><td>入/出院时间</td><td>原 因*</td><td>医疗机构名称</td><td>病案号</td></tr>
<tr><td>/</td><td></td><td></td><td></td></tr>
<tr><td>/</td><td></td><td></td><td></td></tr>
<tr><td>/</td><td></td><td></td><td></td></tr>
<tr><td>/</td><td></td><td></td><td></td></tr>
<tr><td rowspan="5">家 庭
病床史</td><td>建/撤床时间</td><td>原 因*</td><td>医疗机构名称</td><td>病案号</td></tr>
<tr><td>/</td><td></td><td></td><td></td></tr>
<tr><td>/</td><td></td><td></td><td></td></tr>
<tr><td>/</td><td></td><td></td><td></td></tr>
<tr><td>/</td><td></td><td></td><td></td></tr>
<tr><td rowspan="6">用药情况</td><td colspan="5">服药依从性：1 规律服药　2 间断服药　3 不服药　□</td></tr>
<tr><td colspan="2">药物 1</td><td colspan="3">用法　每次（剂量）　每天____次</td></tr>
<tr><td colspan="2">药物 2</td><td colspan="3">用法　每次（剂量）　每天____次</td></tr>
<tr><td colspan="2">药物 3</td><td colspan="3">用法　每次（剂量）　每天____次</td></tr>
<tr><td colspan="2">药物 4</td><td colspan="3">用法　每次（剂量）　每天____次</td></tr>
<tr><td colspan="2">药物 5：胰岛素</td><td colspan="3">用法</td></tr>
<tr><td>吸氧</td><td colspan="5">平均每日________小时</td></tr>
<tr><td rowspan="4">非免疫规划预防接种史</td><td>流感疫苗</td><td colspan="4">1 未接种　2 一次　3 二次　□</td></tr>
<tr><td>肺炎球菌疫苗</td><td colspan="4">1 从未接种　2 近五年内接种　3 五年前接种　□</td></tr>
<tr><td>其他疫苗名称 1</td><td colspan="4"></td></tr>
<tr><td>其他疫苗名称 2</td><td colspan="4"></td></tr>
</table>

* 如因慢性病急性发作或加重而住院/建家庭病床，请特别说明。

注：同《社区居民健康档案》表 3.1.2

姓名：　　　　　　　　　　　　　　　　　　编号□□－□□□□□

表 2.4　健康评价表

<table>
<tr><td colspan="2">年检日期</td><td></td><td>责任医生</td><td></td></tr>
<tr><td>内容</td><td colspan="4">检 查 项 目</td></tr>
<tr><td rowspan="8">健康评价</td><td colspan="2">居民自我评判健康状况</td><td colspan="2">________分（0～10 分，0 为最差，10 为最好）</td></tr>
<tr><td colspan="2">既往慢性疾病控制情况</td><td colspan="2">1 无　2 良好　3 一般　4 差　□</td></tr>
<tr><td colspan="2">医生评判健康状况</td><td colspan="2">处理（观察　随访　转诊）</td></tr>
<tr><td>生理状态</td><td>1 年检无异常　□
2 有异常
异常 1 ________
异常 2 ________
异常 3 ________
异常 4 ________</td><td colspan="2"></td></tr>
<tr><td>心理状态</td><td>1 良好　□
2 可疑抑郁
3 抑郁</td><td colspan="2"></td></tr>
<tr><td rowspan="2">危险因素</td><td rowspan="2">□/□/□/□
1 无
2 吸烟
3 饮酒
4 肥胖
5 其他________</td><td colspan="2">健康教育处方</td></tr>
<tr><td colspan="2">定期随访：　□
1 无需　2 每两年　3 每年　4 每 3 个月
危险因素控制：　□/□/□/□/□/□
1 戒烟　2 健康饮酒　3 饮食　4 锻炼
5 减体重（目标 ________）
6 流感疫苗接种　7 肺炎疫苗接种
8 其他 ________</td></tr>
<tr><td>生 活 质 量</td><td colspan="3">评分________</td></tr>
</table>

注：同《社区居民健康档案》表 3.1.3

姓名：　　　　　　　　　　　　　　　　　　　　　　编号□□－□□□□□

表 2.5　妇女健康评价表

年检日期		**责任医生**	
评价	自我评价健康状况	医生评价健康状况	医生建议
生理状况	1 好　2 良好　□ 3 一般　4 差	1 年检无异常　□ 2 异常发现＿＿＿＿	1 观察 2 随访 3 转诊 □
心理状况	1 良好　□ 2 可疑抑郁 3 抑郁	1 良好　□ 2 可疑抑郁 3 抑郁	1 观察 2 随访 3 转诊 □
筛查危险因素	□/□/□/□/□/□/□/□/□/□/□/□/□/□/□ 1 性生活开始时间过早 2 多个性伴侣，或经常有不洁的性交 3 性伴侣的包皮过长 4 性伴侣患性传播疾病 5 多次生产或流产 6 患慢性宫颈炎或曾有 HPV 感染 7 有宫颈癌家族史 8 吸烟、吸毒者 9 初潮早于 12 岁，绝经晚于 55 岁，行经超过 35 年 10 大龄无婚姻或生育史 11 第一胎晚于 35 岁 12 未哺乳或哺乳时间短 13 有乳腺癌家族史 14 一侧乳房曾患乳腺癌或上皮增生活跃的乳腺囊性增生病 15 肥胖或伴有甲状腺功能低下、免疫功能低下 16 长期多次或一次大剂量 X 线照射史 17 长期口服雌激素或避孕药 18 工作压力大、长期精神压抑或剧烈精神刺激 19 不健康饮食习惯 20 服抗生素和糖皮质激素类药物 21 糖尿病患者 22 经常阴道冲洗 23 离异或丧偶 24 子女问题 25 工作环境的改变 26 社会经济地位改变 27 失去亲人 28 较严重的神经过敏症和神经质人格特征 29 其他＿＿＿＿＿＿		健康教育处方 随访：　□ 1　每两周 2　每半年 3　每年 月经期生理卫生指导： ＿＿＿＿＿＿ ＿＿＿＿＿＿ 节育措施指导： ＿＿＿＿＿＿ 乳房保健指导： ＿＿＿＿＿＿ 生活方式指导： 饮食　＿＿＿＿ 锻炼　＿＿＿＿ 其他　＿＿＿＿
总评	1 健康状况良好　2 有高危因素　3 处于疾病状态　□		其他建议
管理效果			
下次年检日期	年　　　月	**医生签名**	

注：同《社区居民健康档案》表 3.2.1.2

姓名：　　　　　　　　　　　　　　　　　　　编号□□－□□□□□

表 2.6　现有疾病管理效果及下次年检目标

<table>
<tr><td colspan="2">年检日期</td><td></td><td>责任医生</td><td></td></tr>
<tr><td>内　容</td><td colspan="4">检 查 项 目</td></tr>
<tr><td rowspan="6">现有疾病管理效果</td><td>高血压 □</td><td colspan="3">1 控制满意 2 控制不满意 3 药物不良反应　4 并存临床症状</td></tr>
<tr><td>糖尿病 □</td><td colspan="3">1 控制满意 2 控制不满意 3 药物不良反应　4 并存临床症状</td></tr>
<tr><td>COPD □</td><td colspan="3">1 控制满意 2 控制不满意 3 药物不良反应　4 并存临床症状</td></tr>
<tr><td>脑卒中 □</td><td colspan="3">1 控制满意 2 控制不满意 3 药物不良反应　4 并存临床症状</td></tr>
<tr><td>不良生活方式改善情况</td><td colspan="3">运动________
吸烟________
饮酒________
摄盐________
饮食________
心理状态________</td></tr>
<tr><td>其　他</td><td colspan="3"></td></tr>
<tr><td rowspan="4">下次年检目　标</td><td>高血压</td><td colspan="3">血压：　　　　/　　　　mmHg</td></tr>
<tr><td>糖尿病</td><td colspan="3">空腹血糖：　　　　mmol/L
(或) 餐后血糖：　　　　mmol/L</td></tr>
<tr><td>不良生活方式改善目　标</td><td colspan="3">运动________
吸烟________
饮酒________
摄盐________
饮食________
心理状态________</td></tr>
<tr><td>其　他</td><td colspan="3"></td></tr>
<tr><td>下次年检日期</td><td colspan="2"></td><td>医 生签 名</td><td></td></tr>
</table>

注：同《社区居民健康档案》表 3.1.4

填表说明

本表共分为六个分表，年检项目应参照表格内容进行，检查结果应如实填写，未进行的检查项目不填写。检查出现异常结果，应在相应项目后填写相关说明。需特别说明的内容：

表 2.1　健康检查表

1．症状：项目可以多选，在方框内填写相应症状编号的数字，如有其他症状，请在“其他”一栏中具体描述。

2．一般状况：填写体温、脉搏、呼吸、血压、身高、体重、腰围的测量数值，计算体质指数（BMI）的数值。

老年人认知功能粗筛方法：告诉被检查者“我将要说三件物品的名称（如铅笔、卡车、书）。请您立刻重复，过 1 分钟后再次重复。”如患者无法立即重复或 1 分钟后无法完整回忆三件物品名称为粗筛阳性，需进一步行简易智力状态检查（详见附件表 4）。

老年人情感状态粗筛方法：询问被检查者“你经常感到伤心或抑郁吗?”或“你的情绪怎么样?”如回答“是”或“我想不是十分好”，为粗筛阳性，需进一步行抑郁量表检查（详见附件表 5）。

生活质量：SF36 评分详见表 2 附件及相应软件。

3．脏器功能：

视力填写具体数值。

听力检查：在被检查者耳旁轻声耳语“你叫什么姓名?”注意检查者的脸在被检查者视线之外。判断被检查者听力状况。

运动功能检查：请被检查者完成以下动作：“两手触头后部”；“捡起这支笔”；“从椅子上站起，行走几步，转身，坐下。”判断被检查者运动功能。

4．查体：在相应描述后的方框内填写相应的被选项序号。如有异常请在横线上具体说明，如其他淋巴结部位、个数；心脏杂音描述；肝脾肋下触诊大小；前列腺触诊大小等。

5. 一般人群检查：检查（包括在本社区卫生服务机构外做的）结果在相应栏内填写。

尿常规中的“尿蛋白、尿糖、尿酮体、尿潜血”阴性填“—”，阳性填“+”。如果血常规、尿常规中的其他结果阳性，请填入其他一栏中。

心电图填写诊断结果。

表中列出的检查项目以外的实验室检查结果填写在“其他”一栏。

6. 特殊人群检查：

社区慢性阻塞性肺疾病（COPD）患者生活质量的 SGRQ 评分具体见《社区慢性阻塞性肺疾病病例管理》及相应软件。

表 2.2 妇女健康检查表

1. 月经史：已来月经女性填写。初潮年龄填写女性第 1 次月经的年龄；月经周期填写两次月经第 1 天的间隔时间。手术绝经指手术切除双侧卵巢。绝经后阴道出血包括性生活时的接触性出血。白带情况填写白带量、性状、有无异味等，如无特殊填正常。

2. 生育史：已生育女性填写。如有妊娠高血压，填写妊娠阶段最高血压及有无妊娠高血压的其他并发症如先兆子痫、子痫、胎盘早剥等。巨大儿指新生儿出生体重≥4000g。

3. 疾病史：如有乳腺癌、宫颈癌请填写确诊时间和治疗方法（手术、放疗、化疗、姑息治疗）。触血包括性生活时的接触性出血。

4. 如有乳腺癌家族史请说明具体人员及患病年龄。

5. 查体：按体格检查基本技能规范填写。乳腺结节指自己、医生或辅助检查（乳腺 X 线、B 超等）发现的结节。

6. 辅助检查：指在社区做过的检查，宫颈刮片和乳腺钼靶拍片需组织去上级医院检查。宫颈刮片连续 3 年普查阴性，则改为 2 年普查 1 次，期间宫颈刮片项目填写时注明前次检查时间和结果即可。乳房检查注明检查方法（可包括 B 超、乳房 X 线等）、结果和检查时间；“其他”指近期在上级医院做过的有提示意义的检查，注明检查地点、检查结果和时间。

7. 抑郁评分：本规范不需填写此栏（已在附件表 2.1 中有相关评价）。

8. 妇科用药情况：药名和用法均指目前使用的妇科用药和实际用法。

表 2.3　生活方式及疾病用药情况表

1. 体育锻炼：指主动锻炼，即有意识地为强身健体而进行的活动。不包括因工作或其他需要而必须进行的活动，如为上班骑自行车、做强体力工作等等。

2. 饮食习惯：项目可以多选，在方框内填写相应选项的数字编号。

3. 吸烟史：从不吸烟者不必填写“开始吸烟时间”、“戒烟时间”“吸烟量”等。

4. 饮酒史：调查时不饮酒者不必填写其他有关饮酒史项目。饮酒量应折合相当于白酒“×两”。白酒 1 两折合葡萄酒 4 两、黄酒半斤、啤酒 1 瓶、果酒 4 两。

5. 生活方式：

心理状况：可以多选。填写患者目前的心理状态，选择紧张、抑郁、焦虑、良好，如果有需要说明的情况，具体填写。

遵医行为：是指患者是否遵照医生的指导去改善生活方式。在良好、一般、差中选择适合患者目前情况的一项。其含义为良好＝“完全按照医生建议”，一般＝“部分按照医生建议”，差＝“拒绝接受医生建议”。

职业暴露史：指患者因职业原因造成的化学品、毒物或射线接触史。如有，需填写具体化学品、毒物、射线名或填不详。

居住环境：在相应描述后的方框内填写相应被选项的序号。

6. 现存健康问题：在相应描述后的方框内填写相应被选项的序号，可以多选。

7. 住院治疗情况：应逐项填写。时间填写年月，年必须写四位。如因慢性病急性发作或加重而住院/建家庭病床，请特别说明。医疗机构名称应写全称。

8. 用药情况：指目前服用药物，尽量填写化学名（通用名）而非商品名，用法按医生医嘱填写。

9. 非免疫规划预防接种史：在相应描述后的方框内填写被选项的序号。其他疫苗名称的填写应完整准确。

表 2.4　健康评价表

1. 居民自我评判健康状况：让被检查者自我评判自己的健康状况并打分，0 分为最差，10 分为最好。

2. 生活质量：填写生活质量问卷评分结果。

表 2.5　妇女健康评价表

根据社区妇女的自我感觉和实际情况填写。

表 2.6　现有疾病管理效果及下次年检目标

1. 现有疾病管理效果：

（1）现有疾病控制情况：参照相应适宜技术管理规范做出判断。如血压控制情况应根据不同情况做出选择：目前血压控制是否满意，是否存在药物不良反应以及在这一年中是否出现新的并发症或并发症出现异常。

（2）不良生活方式改善情况：是指患者在健康管理指导下目前不良生活方式的类型和状态。根据患者自身情况在各项生活方式后面的横线上填写。如“吸烟 从 20 支/天下降到 15 支/天”或“认识到吸烟有害健康，准备戒烟”等。

2. 下次年检目标：不良生活方式改善目标是指针对患者目前不良生活方式的改善目标。与患者一起制订下一年度生活方式改善目标，并在每次随访中记录生活方式的现状，与年度目标比较，以提示患者改变不良生活方式。如“吸烟减为 10 支/天”。

表 2 附件：生活质量问卷（SF36）

姓名______　　性别：□男　□女　　年龄：____　　编号____

以下问题是询问您对自己健康状况的看法，您自己觉得做日常活动的能力怎么样。如果您不知如何回答，就请您尽量给出最好的答案。

在相应描述后的框内打“√”。

1 总体来讲，您的健康状况是：

非常好	□
很好	□
好	□
一般	□
差	□

2 跟 1 年前相比，您觉得您现在的健康状况是：

比 1 年前好多了	□
比 1 年前好一些	□
跟 1 年前差不多	□
比 1 年前差一些	□
比 1 年前差多了	□

3 以下这些问题都与日常活动有关。请您想一想，您的健康状况是否限制了这些活动？如果有限制，程度如何？

在相应描述后的框内打“√”。

	限制很大	有限制	毫无限制
（1）重体力活动，如：跑步、参加剧烈运动等	□	□	□
（2）适度的活动，如：扫地、打太极拳等	□	□	□
（3）手提日用品，如：买菜、购物等	□	□	□
（4）上几层楼梯	□	□	□
（5）上一层楼梯	□	□	□
（6）弯腰、屈膝、下蹲	□	□	□
（7）步行 1600 米以上的路程	□	□	□
（8）步行 800 米的路程	□	□	□
（9）步行 100 米的路程	□	□	□
（10）自己洗澡、穿衣	□	□	□

4 在过去 4 个星期里，您的工作和日常活动是否因为身体健康的原因而出现以下这些问题？

对每条问题请回答“是”或者“不是”

	是	不是
（1）减少了工作或其他活动的时间	□	□
（2）本来想做的事情只能完成一部分	□	□
（3）想要干的工作和活动的种类受到限制	□	□
（4）完成工作或其他活动的困难增多（需额外的努力）	□	□

5 在过去4星期里，您的工作和日常活动是否因为情绪的原因（如压抑或者忧虑），而出现以下问题？

对每条问题请回答“是”或者“不是”

	是	不是
（1）减少了工作或活动的时间	□	□
（2）本来想做的事情只能完成一部分	□	□
（3）做事情不如平时仔细	□	□

6 在过去的4个星期里，您的健康或情绪不好在多大程度上影响了您与家人、朋友、邻居或集体的正常社会交往？在相应描述后的框内打“√”。

完全没影响 □

有一点影响 □

中等影响 □

影响很大 □

影响非常大 □

7 在过去的4个星期里，您有身体疼痛吗？在相应描述后的框内打“√”。

完全没有疼痛 □

稍微有一点疼痛 □

有一点疼痛 □

严重疼痛 □

很严重疼痛 □

8 在过去的4个星期里，身体上的疼痛影响您的工作和家务吗？

在相应描述后的框内打“√”。

完全没影响 □

有一点影响 □

中等影响 □

影响很大 □

影响非常大 □

9 以下这些问题有关过去一个月里您自己的感觉，对每一条问题，您的情况是什么样？请在□里“√”出最接近您的情况的答案。

持续时间	所有的时间	大部分时间	比较多时间	一部分时间	一小部分时间	没有这种感觉
(1)您觉得生活充实	□	□	□	□	□	□
(2)您是一个敏感的人	□	□	□	□	□	□
(3)您情绪非常不好，什么事情都不能使您高兴	□	□	□	□	□	□
(4)您心里很平静	□	□	□	□	□	□
(5)您做事情精力充沛	□	□	□	□	□	□
(6)您的情绪低落	□	□	□	□	□	□
(7)您觉得筋疲力尽	□	□	□	□	□	□
(8)您是个快乐的人	□	□	□	□	□	□
(9)您感到厌烦	□	□	□	□	□	□
(10)不健康影响了您的社会生活(如走访亲戚)	□	□	□	□	□	□

10 请看下列每一条问题，哪一种答案最符合您的情况？请在每一条问题后“√”出一个答案

	绝对正确	大部分正确	不能肯定	大部分错误	绝对错误
(1) 我好像比别人容易生病	□	□	□	□	□
(2) 我跟周围人一样健康	□	□	□	□	□
(3) 我认为我的健康状况在变坏	□	□	□	□	□
(4) 我的健康状况非常好	□	□	□	□	□

姓名：　　　　　　　　　　　　　　　　　　　　　　　编号□□—□□□□□

表 3　中老年人健康管理随访表

项目	时间	年　月　日	年　月　日	年　月　日	年　月　日
症状					
无不适					
新出现症状					
原症状持续					
需转诊					
心理状态与指导					
好					
可疑抑郁					
心理指导					
需转诊					
危险因素与指导					
生活方式指导	体重	kg	kg	kg	kg
	吸烟	/　支/天	/　支/天	/　支/天	/　支/大
	戒烟	年　月	年　月	年　月	年　月
	饮酒	/　两/天	两/天	/　两/天	/　两/天
	戒酒	年　月	年　月	年　月	年　月
	运动	次/周　分钟/次 次/周　分钟/次	次/周　分钟/次 次/周　分钟/次	次/周　分钟/次 次/周　分钟/次	次/周　分钟/次 次/周　分钟/次
	饮食	1 合理　2 基本合理 3 不合理　□	1 合理　2 基本合理 3 不合理　□	1 合理　2 基本合理 3 不合理　□	1 合理　2 基本合理 3 不合理　□
	心理调整	/	/	/	/
	遵医行为	1 良好 2 一般　3 差□	1 良好　2 一般　3 差□	1 良好　2 一般　3 差□	1 良好　2 一般　3 差□
疾病预防知识教育					
疫苗接种					
冠心病预防					
骨质疏松预防					
下次随访事项					
下次随访目标					
下次随访日期					
随访医生签名					

注：同《社区居民健康档案》表 4.1

填表说明

本表适用于45岁以上社区居民社区随访使用，社区医生根据随访结果如实填写，未进行的项目不填写。需特别说明的内容如下：

1. 症状

新出现症状：填写新出现的症状及出现时间。

原症状持续：填写原症状及持续时间。

需转诊：填写转诊去向及转诊时间。

2. 心理状态与指导　在相应状态后打“√”，没有的打“×”，需转诊要填写转诊去向及转诊时间。

3. 危险因素与指导

吸烟：斜线前填写目前吸烟量，不吸烟填“0”，吸烟者写出每天的吸烟量“×支/天”，斜线后填写下次随访时应达到的目标，已戒烟者填写戒烟时间。

饮酒：斜线前填写目前饮酒量，不饮酒填“0”，饮酒者填写平均每天的饮酒量相当于白酒“×两/天”。斜线后填写下次随访时应达到的目标，已戒酒者填写戒酒时间。

饮食：“合理”指热量摄入合适，各种营养素搭配合理。“不合理”指热量和各种营养素都不合理。“基本合理”介于二者之间。

4. 疾病预防知识教育　填写医生进行的疾病预防教育具体内容。

表 4　简易智力状态检查量表（MMSE）

分数	项目
5（ ）	1. 时间定向力 问：今天是？哪一年：＿＿＿＿（1），季节：＿＿＿＿（1），月份：＿＿＿（1），日期：＿＿＿＿（1），星期几：＿＿＿＿（1）
5（ ）	2. 地点定向力 问：我们现在在哪里？　国家：＿＿（1），城市：＿＿（1），城市的哪一部分：＿＿（1），建筑物：＿＿（1），第几层：＿＿（1）
3（ ）	3. 即刻回忆　记录三个词 说：仔细听，我要说三个词，请在我说完以后重复。准备好了吗？三个词是球（停一秒钟），旗子（停一秒钟），树（停一秒钟）。请马上重复这三个词是什么？ ＿＿＿＿＿＿＿＿（1） ＿＿＿＿＿＿＿＿（1） ＿＿＿＿＿＿＿＿（1）
5（ ）	4. 注意力与计算力 问：从 100 减去 7，顺序往下减，直至我让你停止。100 减 7 等于？ ＿＿＿（1）继续：＿＿＿（1）＿＿＿（1）＿＿＿（1）＿＿＿（1）
3（ ）	5. 回忆那三个词 问：我刚才让你记住的三个词是什么？ 每个正确加一分。＿＿＿＿（1）＿＿＿＿（1）＿＿＿＿（1）
2（ ）	6. 命名 问：这是什么？（展示铅笔）＿＿＿＿（1）（展示手表）＿＿＿＿（1）
1（ ）	7. 语言重复 说：我现在让你重复我说的话。准备好了吗？瑞雪兆丰年 你说一遍＿＿＿＿＿＿＿＿（1）
3（ ）	8. 理解力 说：仔细听并按照我说的做。 左手拿着这张纸（1），把它对折（1），把它放在您的右腿上（1）。
1（ ）	9. 阅读 说：读下面的句子，并照做。 闭上你的眼睛。（1）

1（ ）	10. 写 说：写一个句子。 ______________________________ （1）
1（ ）	11. 画画 说：照下图画。 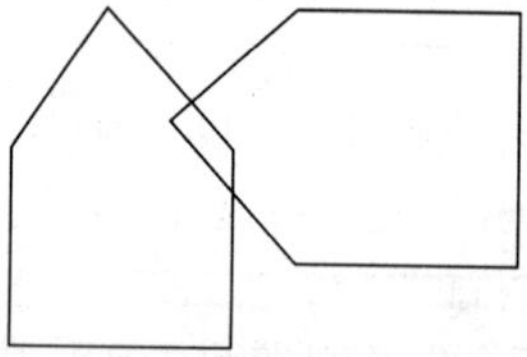
总分____________	

注：总分范围为0～30分，正常与不正常的分界值与受教育程度有关，划分痴呆的标准：

文盲（未受教育）≤17分；

小学程度（受教育年限≤6年）≤20分；

中学（包括中专）程度≤22分；

大学（包括大专）程度≤23分。

1. 日期和星期差一天可算正确。
3. 即刻回忆只许主试者讲1遍；不要求受试者按物品次序回答。为第5题“回忆”做准备，可让受试者重复学习最多5次。
4. 不能用笔算。若1项算错，则扣该项的分；若后1项正确，则得该项的分。如100－7＝93（正确，得分），93－7＝88（应为86，不正确，不得分）。但如从88－7＝81（正确，得分）。
7. 只许说一遍，只有正确、咬字清楚才记1分。
8. 操作要求次序正确。
10. 句子必须有主语、谓语，且有意义。
11. 只有绘出两个五边形的图案，交叉处形成1个小四边形，才算对，计1分。

表 5　老年抑郁量表

选择过去一周内最适合你的答案	
1. 你对你的生活基本满意吗?	是□　否□
2. 你是否丧失了很多你的兴趣和爱好?	是□　否□
3. 你感到生活很空虚吗?	是□　否□
4. 你经常感到很无聊吗?	是□　否□
5. 你对未来充满希望吗?	是□　否□
6. 你是否为无法摆脱头脑中的想法而烦恼?	是□　否□
7. 大部分时间你都精神抖擞吗?	是□　否□
8. 你是否觉得有什么不好的事情要发生而感到很害怕?	是□　否□
9. 大部分时间你都觉得快乐吗?	是□　否□
10. 你经常感到无助吗?	是□　否□
11. 你是否经常感到不安宁或坐立不安?	是□　否□
12. 你是否宁愿待在家里而不愿出去做新鲜事?	是□　否□
13. 你是否经常担心未来?	是□　否□
14. 你是否觉得你的记忆力有问题?	是□　否□
15. 你是否觉得现在活着很精彩?	是□　否□
16. 你是否经常感到垂头丧气无精打采?	是□　否□
17. 你是否感到你现在很没用?	是□　否□
18. 你是否为过去的事担心很多?	是□　否□
19. 你觉得生活很兴奋吗?	是□　否□
20. 你是否觉得学习新鲜事物很困难?	是□　否□
21. 你觉得精力充沛吗?	是□　否□
22. 你觉得你的现状是毫无希望的吗?	是□　否□

23. 你是否觉得大部分人都比你活得好?	是□ 否□
24. 你是否经常把小事情都弄得很糟糕?	是□ 否□
25. 你经常有想哭的感觉吗?	是□ 否□
26. 你对集中注意力有困难吗?	是□ 否□
27. 你喜欢每天早晨起床的感觉吗?	是□ 否□
28. 你是否宁愿不参加社交活动?	是□ 否□
29. 你做决定容易吗?	是□ 否□
30. 你的头脑还和以前一样清楚吗?	是□ 否□
每个提示抑郁的回答得一分。(问题 1, 5, 7, 9, 15, 19, 21, 27, 29 和 30 回答“否”,其他问题回答“是”提示抑郁可能。) ≥15 分,提示老年抑郁可能,转上级医院神经科处理。	

注:抑郁是一种复杂的负性情绪体验,以主观的痛苦感为核心成分,表现在个体的情感、心境、认知、生理症状等多方面,如悲观、失败感、不满、社交退缩、犹豫不决、食欲下降、睡眠障碍、厌倦、敌意等。每个人都会有一些抑郁性的体验,而持续和严重的情况下,抑郁就可能成为一种精神障碍。抑郁与个体的人格特点有关,但很大程度上受社会因素的影响,如家庭环境压抑、人际关系紧张、多次经历失败等等。老年人的躯体主诉较多,如食欲下降、睡眠障碍等,在老年阶段属于正常范围,但使用一般抑郁量表时可能会因此误诊为抑郁症。故对老年人,应使用老年抑郁量表(GDS)。

表 6　如何估测冠心病 10 年患病风险
(Framingham risk score)

第一步：将每项危险因素分值相加

危险因素	男性	女性
年龄		
20~34	-9	-7
35~39	-4	-3
40~44	0	0
45~49	3	3
50~54	6	6
55~59	8	8
60~64	11	10
65~69	12	12
70~74	13	14
75~79	14	16

总胆固醇（CHO）	男性 年龄 20~39	男性 年龄 40~49	男性 年龄 50~59	男性 年龄 60~69	男性 年龄 70~79	女性 年龄 20~39	女性 年龄 40~49	女性 年龄 50~59	女性 年龄 60~69	女性 年龄 70~79
< 160	0	0	0	0	0	0	0	0	0	0
160~199	4	3	2	1	0	4	3	2	1	1
200~239	7	5	3	1	0	8	6	4	2	1
240~279	9	6	4	2	1	11	8	5	3	2
280	11	8	5	3	1	13	10	7	4	2

吸烟者	男性 年龄 20~39	男性 年龄 40~49	男性 年龄 50~59	男性 年龄 60~69	男性 年龄 70~79	女性 年龄 20~39	女性 年龄 40~49	女性 年龄 50~59	女性 年龄 60~69	女性 年龄 70~79
否	0	0	0	0	0	0	0	0	0	0
是	8	5	3	1	1	9	7	4	2	1

高密度脂蛋白（HDL-C）	男性	女性
≥60	-1	-1
50~59	0	0
40~49	1	1
<40	2	2

收缩压	男性 未治疗	男性 治疗	女性 未治疗	女性 治疗
< 120	0	0	0	0
120~129	0	1	1	3
130~139	1	2	2	4
140~159	1	2	3	5
≥160	2	3	4	6

总分＿＿＿＿＿＿

第二步：根据总分查下表预测 10 年心血管病患病几率

总分	男性患病几率%	总分	女性患病几率%
＜0	＜1	＜9	＜1
0	1	9	1
1	1	10	1
2	1	11	1
3	1	12	1
4	1	13	2
5	2	14	2
6	2	15	3
7	3	16	4
8	4	17	5
9	5	18	6
10	6	19	8
11	8	20	11
12	10	21	14
13	12	22	17
14	16	23	22
15	20	24	27
16	25	⩾25	⩾30
17	⩾30		

患病几率__________

参考文献

[1] 欧阳钦. 临床诊断学(七年制规划教材). 北京：人民卫生出版社，2001

[2] Gonzales R. Practice guidelines in primary care. New York：McGraw-Hill companies，2002

[3] The Agency for Healthcare Research and Quality (AHRQ). The guide to clinical preventive services 2007，recommendations of the U. S. preventive services task force. http://www. ahrq. gov/clinic/pocketgd. html，2007

[4] Satcher D. Clinical practice guideline：treating tobacco use and dependence. http://www. surgeongeneral. gov/tobacco/treating_tobacco_use. pdf，2000

[5] U. S. Department of Health and Human Services. Helping patients who drink too much，a clinician's guide 2005. http://pubs. niaaa. nih. gov/publications/Practitioner/Clinicians Guide 2005/guide. pdf，2005

[6] Pearson TA，Blair SN，Daniels SR，et al. AHA Guidelines for Primary Prevention of Cardiovascular Disease and Stroke：2002 Update：Consensus Panel Guide to Comprehensive Risk Reduction for Adult Patients Without Coronary

or Other Atherosclerotic Vascular Diseases. American Heart Association Science Advisory and Coordinating Committee. Circulation, 2002, 106:388-391

[7] Clinical Efficacy Assessment Subcommittee of the American College of Physicians. Pharmacologic and surgical management of obesity in primary care: a clinical practice guideline from the American College of Physicians. Ann Intern Med, 2005, 142(7):525-31

[8] U. S. preventive services task force. Screening for osteoporosis in postmenopausal Women, recommendations and rationale. Ann Intern Med, 2002, 137(6):526-8